통증과 염증을 동시에 잡는

송 약사의
영양소 요법

잘 낫지 않는 만성 통증과 염증, 영양소로 좋아질 수 있다

통증과 염증을 동시에 잡는
송 약사의
영양소 요법

송정숙 지음

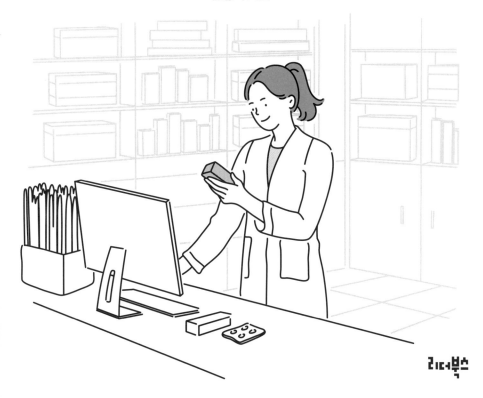

리더북스

　과거에는 인간의 수명이 그리 길지 않아서 환갑을 맞이하면 오래 살았다며 잔치했고, 어딘가 아파도 통증은 인간의 숙명인 것으로 받아들였습니다. 하지만 지금은 의학 발전으로 기대 수명이 100세를 바라보는 시대입니다. 요즘에는 몸의 통증과 염증을 당연시하면서 살아가는 사람은 없습니다. 고령화 사회가 되다 보니 진통제 사용량이 더더욱 늘어나고 있습니다. 살면서 고통은 최소한으로 줄이고 보다 행복한 삶을 누리기를 원합니다.

　우리나라는 의료보험제도가 비교적 잘 운영되고 있어서 몸이 아프면 한 달에 몇 군데나 되는 병의원에 방문하여 진단을 받고 처방받아서 약을 복용하는 사람들이 많습니다. 진통제를 계속 처방받아 복용하는 분들이 꽤 많지요. 보험 적용을 받으므로 가격도 그리 비싸지 않습니다. 하지만 처방되는 약을 살펴보면 염증과 통증을 근본적으로 해결해주기보다는 우선 통증을 억제하는 말초성 소염진통제인 NSAID가 가장 많고, 중추신경으로 전달되는 통증을 억제하는 프레가발린이나 트라마돌도 많이 처방되고 있습니다. 이러다 보니 장기 복용을 하면 위장장애를 비롯한 여러 가지 부작용이 많은 게 사실입니다.

제가 이 책을 쓰게 된 이유는 염증과 통증이 있을 때 진통제의 사용량을 가능하면 줄이고, 몸 자체를 회복하는 영양소 요법으로 삶의 질을 높이는 방법을 알려드리기 위해서입니다. 연구를 거듭할수록 모든 질병의 원인은 염증 때문이었습니다. 급성 염증반응은 우리 몸을 회복하기 위한 이로운 반응이지만, 만성 염증은 서서히 몸의 기능을 망가뜨리는 주범입니다. 이 책에서 다루고자 하는 내용은 만성 염증을 다스리는 영양소 요법입니다. 30년 이상 약국을 경영하면서 축적된 상담의 노하우가 가득 녹아있습니다.

그런데 좋은 이론에 걸맞은 최고의 물질이 있어야 염증과 통증이 줄어들겠지요. 요즘에는 천연물 추출 기술과 제조 공법이 발달되어 고순도·고함량의 천연물 제제가 잇달아 출시되고 있습니다. 진통소염제가 아닌 영양소 요법으로 질병을 다스릴 수 있다면 환자들에게는 기쁜 소식이고, 약사들도 진정한 치유의 기쁨과 보람을 느낄 것입니다.

염증으로 망가진 신체를 회복하기 위해서는 우선 혈액 공급이 급선무입니다. 혈액은 몸 조직과 세포 안으로 산소를 공급하는 중차대한 임무를 띠고 있습니다. 혈액이 통과하지 못한 곳은 곧 괴사하고 맙니다. 초고순도 헴철은 부작용 없이 혈액을 공급해주는 훌륭한 철분의 보급 영양소입니다. 혈액을 잘 통과시키기 위해서는 막힌 혈관을 뚫어주어야 합니다. 10% 유효함량으로 만든 전칠삼 사포닌 제제는 명실공히 혈관 청소의 대명사로 자리매김하고 있습니다.

염증으로 가득한 세포막을 회복하기 위해서는 질 좋은 오메가3와 고순도 감마리놀렌산이 필요합니다. 지방산은 세포막을 감싸고 있는 가장 중요한 성분입니다. 현대인의 무분별한 식습관으로 오메가6 지방산을 과다복용한 결과 세포막은 PGE_2라는 염증성 프로스타글란딘으로 넘쳐납니다. 오메가3를 충분히 복용하여 적절한 비율을 맞추는 것이 중요합니다. 요즘에는 감마리놀렌산 40% 유효함량의 제품도 출시되고 있습니다. 오메가3를 충분히 복용하면 항염증성 프로스타글란딘 PGE_3의 용량이 늘어나게 되고, 고순도 GLA40도 함께 복용한다면 항염증성 프로스타글란딘 PGE_1의 용량도 늘어나게 되므로 세포막을 탄력 있고 건강하게 교정하는 데 도움을 줍니다.

흡수력을 높인 나노 커큐민은 뇌와 눈의 장벽을 뚫고 들어가서 우울증, 불면증, 당뇨병, 시력 개선에 도움을 주고, 치매 예방뿐만 아니라 NF-kB를 억제해서 온몸의 통증과 염증을 잡아줍니다.

스트레스는 교감신경을 과다하게 흥분시켜 몸의 호르몬 밸런스를 깨뜨리고 염증 수치를 올립니다. 더불어 통증도 더 심하게 느끼게 되지요. 부작용 없이 스트레스와 불면증을 해소하는 데 도움을 주는 고순도 홍경천 제제와 미네랄도 염증과 통증을 줄이는 데 효과가 있습니다.

도처에 만연된 환경 독소는 면역체계에 혼란을 가져와 수많은 자가면역질환을 유발하고 있습니다. 해조류에 포함된 요오드 제품은 환경 독소와 지노에스트로겐 배출에 매우 유용하고, 갑상샘 질환 조절에도 꼭 필요한 영양소입니다. 면역력의 균형을 맞추는데 5세대 면역증강제인 아라비녹실란은 알레르기, 아토피 등 면역질환에 유용하고, 암환자의 삶의 질을 높이는 데도 도움이 됩니다.

이 모든 영양소 요법에 장 기능 개선은 가장 기본입니다. 일반 유산균보다 항균 능력이 우수한 콩 배지 발효 포스트바이오틱스는 장 누수로 망가진 장 기능을 회복하는데 인정받는 성분입니다.

이 책에서는 영양소의 작용 기전과 원리를 설명하고 실제로 개선된 사례도 언급했습니다. 제가 심혈을 기울여 쓴 이 책을 꼼꼼히 읽고 여러분과 가족들의 건강 증진에 많은 도움이 되기를 소망합니다.

아침편지와 학술 강의를 통해 수준 높은 학술 정보를 제공해주시고 최고의 물질을 개발해주시는 팜스임상영양약학회 학회장 김홍진 박사님께 감사드립니다. 그리고 이 책이 세상에 나오기 전에 원고를 꼼꼼히 읽고 감수(監修)해주신 김홍진 박사님, 김진태 약사님께 감사드립니다.

차례

4장　막힌 곳을 뚫어야 염증도 뚫린다
- 전칠삼 순수 사포닌 10% 제품의 활용

5장　혈액이 도달해야 상처가 복구된다

- 고순도 헴철 제제의 활용

6장　나노 커큐민은 통증 킬러

- 고순도 나노 커큐민의 활용

7장 독소가 빠져야 염증도 빠진다
- 요오드의 활용

8장 스트레스를 날려버려야 통증도 날아간다
- 고순도 홍경천 제품의 활용

9장 면역 과잉반응을 잠재워야 염증도 잠잔다

– 아라비녹실란의 활용

10장 장내 독소를 캐내야 염증도 캐낸다

– 포스트바이오틱스 액상 제제의 활용

1장

송 약사가 추구하는
영양소 요법

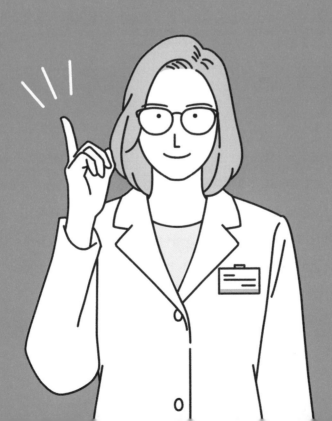

무배란성 월경과 빈혈에 시달렸던 송 약사

먼저, 과거의 제 건강에 대해서 말해볼까 합니다. 어렸을 적에는 키가 약간 작은 편이지만 비교적 건강했습니다. 고등학교 시절에는 비염으로 고생했어요. 공부하려고 책상에 앉아 있으면 재채기가 나고 콧물이 줄줄 흘러서 두루마리 휴지를 끼고 살았지요. 몸이 좀 차가운 편이었습니다.

약사가 되기로 마음먹고 공부할 때는 건강이 좋지 않았습니다. 요즘은 약대가 6년제이지만 제가 대학에 다니던 시절에는 4년제였어요. 약대를 졸업했다고 약에 대해서 아주 잘 알지는 못합니다. 주로 약학이라는 학문을 배우는 것이지 실제 약국에서 사용되는 약에 대해서는 잘 모를뿐더러 상담하는 방법도 잘 모릅니다. 오히려 손님들이 약에 대해서는 더 많이 아시는 듯했습니다. 요즘에는 6년제 학사 과정 중에 약국이나 병원에서 실습할 기회가 있어 참 다행입니다.

14

이렇게 용감 무식한 사회 초년병 약사는 좌충우돌하며 약국 업무를 배워나갔습니다. 이때 유독 추위를 많이 탔습니다. 겨울이 되면 주로 아래쪽이 너무 차고 시리고 해서 인삼을 먹어보았는데 열이 얼굴 쪽으로 올라와서 인삼이 잘 안 받더군요. 거기다가 음식을 먹고 나면 곧바로 화장실로 직행하는 경우가 많았습니다. 지금 생각해보면 만성 장누수증후군을 달고 살았던 것 같아요. 그러니 턱 밑에 뾰루지가 자주 났었고, 칸디다균에 감염이 잘 되었습니다. 그 당시에는 이런 사실을 말하기가 창피했어요.

저녁에 자려고 누우면 어찌나 다리며 허리가 아픈지 끙끙 앓을 때가 많았습니다. 누가 시원하게 주물러 줬으면 하는 생각이 굴뚝같았습니다. 나중에 안 사실이지만 제 양쪽 다리 길이가 약간 차이가 나는 짝짝이였습니다. 학창 시절 체육 시간에 저만 유독 한 다리로 균형 잡기가 잘 안되었던 이유를 뒤늦게 알게 되었어요. 아주 어릴 때 약간 절면서 다닌 기억이 있습니다. 어쨌든 서로 길이가 다른 다리 때문에 균형이 잘 안 맞으니 조금이라도 무리한 날에는 우측 다리가 당기고 저렸습니다. 우측 다리가 약간 짧거든요. 다리가 균형이 안 맞으니 그 여파로 허리에도 무리가 가서 누우면 허리가 끊어질 듯 아픈 날도 있었습니다. 요즘엔 자세 교정을 위해서 아침마다 산에 가서 거꾸리에 매달려 있다 보니 조금 완화가 되었습니다.

저는 하체가 차가워서 다리 쪽으로 더욱 순환이 잘 안되는 상태였습니다. 거기다가 음식을 잘 갖추어서 먹지 못하니 늘 빈혈 상태였고 자주 체했어요. 신경은 예민하고 위와 장이 약한 상태였습니다.

직업만 약사였지 내 몸이 어떤 상태인지도 잘 모르는 정말 무식한 약사라고나 할까요? 그러면서도 환자들에게 약을 드리기는 했는데, 혹시 선무당이 사람 잡는 경우가 있었는지 돌아보게 됩니다. 그 이후에 약국을 운영하면서 여기저기 학술 강의를 듣기도 하였습니다. 한방 공부와 영양학 공부도 함께 하였습니다. 처음엔 잘 모르니 강의를 듣다 보면 졸음이 몰려왔습니다. 그러는 가운데 차츰 상담 지식도 쌓여서 요즘에는 배운 지식이 서로 연결되면서 통합적인 사고도 가능하게 되었습니다. 배운 내용을 블로그에 정리하고, 또 그것을 바탕으로 유튜브 방송도 하니 아마도 그냥 듣고 읽으며 공부하는 약사님들보다는 공부하는 양이 좀 더 많을 것으로 생각합니다. 하지만 저보다 훨씬 깊은 학술적인 지식을 가진 약사님들이 즐비하고, 또 상담 경험이 풍부한 약사님들이 많은 것으로 알고 있습니다. 40~50대가 넘어가면 머리가 점점 굳어지니 공부하는 것이 쉽지 않은 일인데요. 그래도 꾸준히 공부하다 보니 기초지식이 탄탄하게 다져져서 그런지 어렵게 보이던 화학 구조식이 오히려 재미있게 다가오기도 합니다.

첫아이를 낳고 나니 몸이 전보다는 좀 따뜻해졌습니다. 그런데 나이 40이 넘어가니 생리 기간이 점점 길어지더라고요. 검사를 해보니 폐경은 아직 멀었다는데, 40일이나 50일 정도에 한 번 생리하기도 했습니다. 여성호르몬 분비가 원활하지 못했기 때문입니다. 그러니 피부도 안 좋고 저녁이 되면 발이 부어서 신발에 잘 안 들어가기도 했습니다. 자려고 누우면 발에서 불이 난 듯 화끈거려서 다리를 벽에 올리고 한참 있어야 좀 시원해지곤 했어요.

지금 돌아보면 전형적인 음허(陰虛) 증상입니다. 하체는 약하고 상체 쪽으로는 스트레스와 과로로 허열(虛熱)이 생긴 상태입니다. 그 당시는 약국 일과 집안일을 병행하느라 피곤하고 스트레스가 많았습니다. 궁여지책으로 일 년에 두 번 정도 헌혈을 했는데, 헌혈하고 나면 다리가 좀 시원해지는 느낌이 들었습니다. 순전히 저를 위해서 헌혈을 한 셈이지요. 이러한 체질은 지금도 어느 정도 가지고 있습니다. 체질이 그렇게 쉽게 바뀌지는 않으니까요. 한방적인 처방으로 음허 증상에는 육미지황탕으로 신허를 보강해주면 좋다고 합니다. 또 상초(上焦)로는 열이 오르면서 건조한 체질이므로, 상초에는 진액을 보급하면서 열을 꺼주고, 하초(下焦)는 보강하는 청상보하환(淸上補下丸) 같은 처방이 저에게는 잘 맞았습니다.

이제 50이 넘어서 폐경이 되어야 하는데, 저는 거의 56세가 넘어서까지 생리를 하더라고요. 폐경기를 지나서도 생리가 나온다면 무배란성 월경이라고 합니다. 이렇게 오래 생리를 하는 것이 꼭 좋은 것은 아닙니다. 에스트로겐 우세증이 심한 것이지요. 문제는 생리혈이 너무 많다는 것이었습니다. 그러니 아무리 빈혈약을 먹어도 항상 허혈 상태가 되고 면역력이 점점 떨어지니 감기에 한번 걸리면 도대체 낫지를 않앞어요. 기침으로 밤잠을 설치기도 했습니다. 혈 부족으로 머리도 멍하고 피곤하고 땅이 푹 꺼지는 느낌이랄까요. 오로지 정신력으로 간신히 버티고 살았던 것 같습니다.

이렇게 항상 피곤한 것이 당연한 듯 살아가던 중에 약사 대상 영양학회 공부를 시작하게 되었습니다. 영양소에 대해서 새롭게 이해하게 되었고, 이러한 학회 제품을 복용하면서 저의 몸이 무척 건강해졌습니다. 어린 시절 빼놓고 20대부터 지금까지 따져봐도 요즘이 가장 건강합니다.

지금도 끊임없이 공부하면서 환자들의 질병 이면에 숨어있는 원인을 찾아내고 최선을 다해 영양소 요법으로 관리해주시는 약사님들을 존경하고 찬사를 보냅니다. 그리고 독자분들 중에 저처럼 몸이 안 좋은 분들이 이 책을 읽고 건강하게 살아가시기를 소망합니다.

간 기능을 짐작하려면
눈부터 살펴보라

저는 약국에서 사람을 살펴보고 그 사람의 상태와 체질을 파악할 때 한방적인 관점과 양병학 이론을 참고합니다. 이 이론에 관한 견해는 사람마다 조금 다를 수 있습니다.

예로부터 오장의 상태가 다섯 가지 구멍으로 나타난다고 하여 이것을 개규(開規)한다고 합니다. 간은 눈으로 개규하고, 심장은 혀로 개규합니다. 폐는 코로 개규하고, 신장은 귀로 개규합니다. 비위는 입으로 개규합니다. 예를 들어, 눈이 너무 피곤하고 충혈된다면 단지 눈만의 문제가 아니라, 간의 피로를 풀어주어야 눈도 맑아지고 산뜻해집니다. 이처럼 겉으로 드러난 건강 문제를 해결하려면 해당하는 경락으로 연결된, 원인이 되는 장기를 살펴봐야 합니다.

심장의 색은 붉은색이고 심화(心火)는 혀로 나타납니다. 혀가 자꾸 화끈거린다면 심장의 열을 끄고 스트레스를 가라앉혀야 낫습니다. 비위가 약하면 입 주변이 노리끼리해집니다. 음식을 잘 못 먹게 되면 자연히 혈액을 잘 만들지 못하게 되므로 노르스름한 색을 띠게 됩니다. 신(腎)기능은 귀에 영향을 미치므로 신허(腎虛)가 있으면 귀에 이명증이 생기기 쉽지요. 신(腎)의 색은 검은색으로 신기능이 약하면 피부색이 검어집니다. 폐기능이 약하면 피부색이 창백해지고, 알러지 비염이나 콧물이 자주 나옵니다. 근대 소설을 읽어 보면 결핵에 걸린 사람은 한결같이 창백한 얼굴 모습을 하고 있습니다.

이럴 때는 각 장부(臟腑)의 색깔과 일치하는 식품을 먹으면 도움이 됩니다. 예를 들어, 신(腎)기능을 강화하려면 검은콩이나 검은깨 등 검은색을 띠는 음식을 많이 먹으면 좋고, 이것을 꾸준히 먹으면 신수가 좋아져서 백모가 흑모로 바뀌기도 합니다. 저는 이런 이론을 참고해서 환자의 병증을 파악해보려고 노력하고, 또한 환자들의 혈색이나 손바닥, 손톱 상태, 기미나 반점의 위치 등을 보고 종합적으로 판단합니다. 이런 점에서 한방 이론과 영양학 이론이 일맥상통한다는 생각이 듭니다. 단, 약국에서 다루는 경우는 중한 질병이 아니고 미병(未病) 상태의 질병을 말합니다.

통합적인 사고로 질병을 해석하는
한방 이론과 영양학적 관점

현대 의학적인 관점에서는 검사를 철저히 하여 그 상태와 수치를 보고 대응하는 요법을 사용합니다. 현미경적인 시각으로 검사하여 외과적인 수술이나 시술을 하는 것은 과거 어느 때보다 발달했습니다. 고단위 항생제도 개발되어 급성 염증을 잘 가라앉혀 주지요. 하지만 증상만을 완화하는 대증요법(對症療法)에는 한계가 있다고 봅니다. 만성적인 질병을 다루기 위해 접근하려면 질병이 나타나는 배경이 되는 그 사람의 체질과 상태를 거시적인 눈, 통합적인 사고로 볼 필요가 있습니다. 약국에서는 질병을 진단할 수 없지만, 이런 통합적인 사고로 심한 질병으로 진행되기 전에 환자들의 근본적인 질병 원인을 찾아내고 대처하는 방법이 제가 추구하는 영양소 요법입니다.

옛적에 신농본초경(神農本草經)을 만든 신농씨를 비롯하여 과학이 발달하지 않은 시대에 우리 몸에 좋은 약초들을 어떻게 알 수 있었을까요? 이것을 상사(相似)이론이라고 하는데요. 비슷한 부위나 생김새, 색 등을 참고하여 그 천연물의 약성을 알아내는 방법입니다. 예를 들어, 사람같이 생긴 인삼은 몸에 좋은 보약이다. 당귀 신(身)은 보혈, 보신 작용이 있고, 당귀 미(尾)는 말초 어혈을 푸는 데 좋다. 빨간색 홍화꽃은 여성의 어혈을 푸는 데 좋고, 홍화씨는 뼈처럼 생겨서 골다공증에 좋다. 췌장처럼 생긴 여주는 당뇨에 좋다. 소의 무릎같이 생긴 우슬은 관절에 좋다. 이런 이론은 상당히 타당성이 있어 보입니다.

이렇게 추측하다 보니 각 천연물의 약성을 알게 되었을 듯합니다. 신께서 천연물의 생김새나 색깔에 힌트를 넣어 놓은 것은 아닐까요?

저도 약국에서 이런 이론을 바탕으로 환자들의 질병을 추측하기도 합니다. 하지만 현대에는 해당 식물을 통째로 달여서 먹는 방법보다는 각 유효성분만을 추출한 고순도, 고함량의 제품을 만드는 시대가 되었습니다.

좌우를 보고 판단하는
양병학 이론

또 한 가지, 저는 양병학으로 환자의 상태를 파악합니다. 양병학은 조아제약 조원기 회장님께서 주창하는 이론입니다. 우측에는 간이 있고, 좌측에는 심장이 있는데요. 문제가 있는 장기는 높아지고, 두꺼워지고, 거칠어진다는 것입니다. 예를 들어, 스트레스를 받고 잦은 음주에 과로한다면 간 기능에 무리가 와서 간이 있는 우측 부분이 순환이 잘 안 됩니다. 점점 우측 어깨가 높아지고 가방을 우측 어깨에 메어야 흘러내리지 않습니다. 등 뒤편을 살펴보면 좌측에 비해 우측 등 쪽이 더 두껍습니다.

반대로, 심장은 좌측에 있는데, 심장에서 혈액을 펌프질하니 빈혈이 있으면 심장에 무리가 오기 쉽습니다. 이런 사람들은 좌측 어깨가 더 올라가고, 좌측의 부피가 더 커집니다. 더 확장해서 생각을 펼쳐보면 우측 무릎에 관절염이 생겼다면 우측 간 기능과 연관성이 있다는 것인데요. 간의 부피가 커지니 우측 하복부도 우측 다리 쪽을 압박하게 되어 결국 우측 무릎에 관절염이 생기기 쉽습니다. 그래서 우측 무릎관절을 치료하려면 MSM이나 칼슘제만 먹지 말고 간 기능을 해소하는 실리마린 제제나 우루사 성분을 먹어주면 더 잘 낫게 된다는 이론입니다.

한 가지 예를 더 들자면, 우측 눈꺼풀 위에 다래끼가 올라온다면 간의 피로가 열로 올라가서 우측 눈 쪽에 다래끼가 났다고 판단하는 거지요. 전에는 조아제약 엠플제인 헤포스와 가레오가 간의 부담을 덜어주어 히트한 적이 있습니다. 요즘에는 유리로 만든 엠플제보다 개봉이 쉬운 형태로 만드는 제품들이 더 많습니다. 우측 눈에 난 다래끼에 최고의 조합은 배농산급탕 캡슐 222, 소염제 222[1]와 더불어서 아르기닌 5,000mg을 하루에 한 포 먹으면 좋습니다. 아르기닌으로 간의 부담을 해소해주는 원인 요법을 쓰는 것이지요.

또 항상 피가 부족한 사람은 심장 기능이 약해지고, 좌측 얼굴 피부에도 영향을 미치게 되니, 좌측 얼굴에 여드름이 더 잘 생깁니다. 그러니 여드름을 가라앉히는 약만 먹지 말고 혈 부족을 해소해주는 헴철을 먹어주면 더 빨리 좋아집니다. 혈 부족에 의한 여드름은 약간 푸르스름한 빛을 띠고, 어혈과 열이 많은 사람에게 난 여드름은 검붉은 편입니다.[2]

---

1   배농산을 아침, 점심, 저녁 각각 2캡슐 복용, 소염제를 아침, 점심, 저녁 각각 2정 복용
2   참고 도서: 조원기 저, 《양병학》

양병학 이론에서 체질을 크게 구분할 때는 Y형과 W형으로 나누는데요. 갈비뼈를 이루는 각도가 90도 이하는 Y형, 90도 이상은 W형으로 부릅니다. Y형은 위장 기능이 약하여 많이 먹지 못하는 사람으로, 영양소 용량을 저함량으로 하는 것이 좋고, W형은 무엇이든 잘 먹는 타입이니 영양소의 용량을 충분히 써도 좋다는 것입니다.

모든 이론에는 허점도 있고 모순도 있습니다. 하지만 일정 부분은 합리적인 면도 있다고 봅니다. 저는 앞에서 언급한 오장과 개규 이론, 양병학 이론을 참고하여 환자들의 상태를 나름대로 파악하고 그분에게 맞는 영양소를 권해드리려고 노력하고 있습니다.

검사 수치보다
환자 얼굴을 보라

약국에서 처방전을 받다 보면 아쉬운 점이 있습니다. 병원에서는 혈액 검사를 토대로 처방하겠지만 좀 더 유연한 사고로 환자들을 판단하면 좋을 것 같습니다. 예를 들어, 고지혈증약인 스타틴 처방을 받아 장기적으로 복용하는 고령의 노인들이 많은데요. 혈색도 매우 안 좋고 살도 빠져서 근육이 별로 없어 보이는 분에게 고함량 스타틴 처방을 계속하는 것은 고려해야 하지 않을까 싶습니다. 장기적으로 처방할 때에는 함량을 조금 낮추는 것도 하나의 방법입니다.

콜레스테롤은 원래 우리 몸에 필수 요소이므로 과도하게 합성을 제한하면 뇌 기능이나 근육, 간 기능, 호르몬 생성에도 타격을 주게 됩니다. 심혈관 질환을 예방하기 위해 스타틴을 처방하지만, 이것은 콜레스테롤 합성만 저해하는 것이 아니라 심장 기능을 도와주는 코엔자임 큐텐의 합성을 동시에 차단합니다. 그래서 스타틴을 복용하는 사람은 코엔자임 큐텐을 보충해서 먹어줄 필요가 있습니다. 스타틴 용량을 약간 낮춘다면 설령 콜레스테롤 수치가 조금 올라가더라도 약에 치여서 몸이 약해지는 것보다 낫지 않을까요? 단순히 검사상 수치에만 매달리지 말고 겉으로 보이는 환자의 건강 상태도 고려하면 좋겠습니다.

또 한 가지, 늘 안타깝게 생각하는 처방은 PPI 고함량을 노인들에게 장기 복용시키는 것입니다. 가뜩이나 소화액 분비량이 적어지는 노인들에게 위염이나 역류성 식도염에 PPI 고함량을 장기 처방한다면 오히려 건강을 해칠 수도 있습니다. 위산은 너무나 소중한 것이기 때문입니다.

2장

오메가3는
항염증의 기본

- RTG 오메가3 + 아스타잔틴 + 레시친의 활용

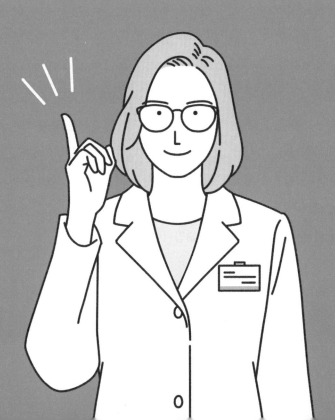

오메가3를 먹어야 하는
진짜 이유

극장에서 영화를 볼 때 콜라와 콤비로 집어 먹는 팝콘, 마가린에 구워서 야채, 달걀, 슬라이스 햄을 넣은 토스트, 스트레스를 받을 때 먹으면 기분 좋아지는 초콜릿 한 조각, 그 속에는 사실 트랜스 지방이라는 고소한 유혹이 숨어있습니다. 트랜스 지방이 왜 나쁠까요? 자연 그대로의 불포화 지방산의 형태는 cis 결합이라고 합니다. 한쪽은 무겁고, 다른 한쪽은 가벼운 형태입니다. 반면 트랜스 지방의 형태는 양쪽에 딱 균형이 맞아집니다. 그래서 잘 굳어지는 것입니다. 쇼트닝이나 마가린은 cis 형태의 기름을 인위적으로 트랜스화 시킨 기름입니다. 수소를 첨가해서 트랜스 지방을 만드는데요. 보관이나 이동이 편리하므로 인간의 편익을 위해서 만들어진 기름 형태입니다.

1960년대에는 마가린이 건강에 좋은 줄 알고 달걀을 넣어 밥에 비벼 먹기도 했습니다. 이것을 못 먹는 사람들이 부러워하기도 했지요. 트랜스 지방은 자연계에는 존재하지 않는 기름입니다. 즉 조물주께서 만들지 않은 인간의 발명품인데, 입맛을 돋울지는 몰라도 순리에 역행하는 기름, 우리 세포막을 딱딱하게 경화시키는 기름입니다.

돼지기름, 올리브유, 옥수수기름, 들기름 네 가지를 고체화해보면 어느 기름이 가장 먼저 굳어질까요? 제일 먼저 포화 지방산인 돼지기름이 굳어지고, 그다음 올레산(Oleic acid, 이중결합 1개)인 올리브유가 굳어집니다. 리놀레산(Linoleic acid, 이중결합 2개)인 옥수수기름은 그보다 더 늦게 굳어지고, 알파리놀렌산(Alpha linolenic acid, 이중결합 3개)인 들기름은 영하 10도~20도 정도로 얼려야 겨우 굳어집니다. 이중결합이 많을수록 세포막이 부드러워집니다. 이런 성질 때문에 우리 몸의 세포막의 유동성을 좋게 하려면 오메가3의 비율을 높여야 하는 것입니다.

강물에 뗏목을 띄워서 가려고 한다면 물이 찰랑찰랑 움직여야 앞으로 잘 나아갈 수 있습니다. 그런데 만약 강물이 얼어버린다면 뗏목이 절대 움직일 수가 없습니다. 세포막이 지방층이고, 뗏목을 단백질에 비유해본다면 지방층이 많은 세포막에 단백질로 만들어진 호르몬들이 신호를 잘 전달해야 신체가 원활해질 것입니다. 지방층의 유동성이 떨어진다면 인슐린 저항성, 뇌하수체 호르몬, 성호르몬의 저항성이 생기게 됩니다.

저항성이란 쉽게 말해서 호르몬에 저항한다는 뜻이니 인슐린을 수용체에서 못 받아들이게 되고, 뇌하수체 호르몬을 세포에서 못 받아들입니다. 오메가6가 포함된 식품을 많이 섭취한다면 그만큼 세포막의 유동성이 떨어져서 당뇨병이 생기거나 부신, 갑상샘, 성기능에도 문제가 생길 수 있습니다. 세포막은 우리 몸 전체를 구성하는 요소이므로 건강해지려면 오메가3를 충분히 섭취하여 세포막이 유동성을 갖게 하는 것이 중요합니다.

오메가3, 6, 9은 무엇이 다른가?

식물은 봄과 여름에는 세포 대사를 촉진하기 위해서 오메가3의 합성량을 늘리고, 가을과 겨울에는 광합성으로 만든 양분을 저장하고, 세포 대사를 억제하기 위해 오메가6 합성량을 늘린다고 합니다.

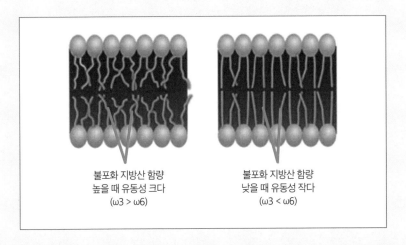

불포화 지방산 함량
높을 때 유동성 크다
(ω3 > ω6)

불포화 지방산 함량
낮을 때 유동성 작다
(ω3 < ω6)

세포막에 오메가3가 많으면 세포막의 유동성이 커지고, 세포막에 오메가6가 많으면 세포막의 유동성은 작아집니다. 식물은 계절에 따라 세포막의 조성을 달리하지만 사람은 사계절에 관계없이 세포막의 유동성이 커야 건강합니다. 오메가3와 오메가6의 다른 점은 세포막의 유동성 차이뿐만 아니라 이로부터 만들어지는 생리활성물질(Eicosanoid)도 다릅니다.

모체 필수지방산이란 인체에서 합성할 수 없어서 반드시 먹어주어야 하는 기름입니다. 알파리놀렌산(Alpha linolenic acid)과 올레산(Oleic acid)을 먹어주면 됩니다. 알파리놀렌산은 들기름에 많고, 올레산은 올리브유에 많이 들어있습니다. 인공적으로 만든 오메가보다 조금 천천히 세포막이 교정되겠지만 모체 필수지방산의 진정한 효과를 가져올 수 있습니다. 건강을 위해서 갓 짜낸 신선한 들기름과 엑스트라 버진 올리브유를 많이 챙겨 드시기 바랍니다.

탄수화물은 우리 몸에 에너지를 만들어내기 위한 장작불 역할을 하고, 비타민은 우리 몸이 잘 돌아가게 만드는 효소나 조효소의 성분이며, 미네랄은 수많은 신호 전달에 필요하고 비타민의 작용을 도와주며 효소의 구조를 안정화합니다. 땅의 산성화로 인해서 야채나 과일에 충분한 비타민과 미네랄이 부족하고, 또 현대인의 식생활 패턴이 골고루 영양 섭취를 못 하는 경향이 있으므로, 최소한 종합비타민 하나 정도는 먹어주는 것이 좋습니다.

더불어 질 좋은 지방산도 꼭 챙겨 먹어야 합니다. 지방산은 우리 몸을 구성하는 기름으로서 모든 세포막을 감싸고 있습니다. 만약 이 세포막이 나쁜 기름으로 이루어져 염증을 유발한다면 아무리 좋은 영양소를 투여해도 염증을 잡기 어렵습니다. 그러므로 질 좋은 오메가3로 염증이 가득한 세포막을 교정하는 것은, 염증과 통증을 치료하기 위한 기본 베이스라고 할 수 있습니다.

생명을 유지하는 데 가장 필수적인 요소는 산소 공급입니다. 호흡에는 폐에서 하는 외호흡과 실제 세포에서 산소를 받아들이는 내호흡이 있습니다. 외호흡을 잘하기 위해서는 폐가 건강해야 합니다. 하지만 진정한 호흡은 내호흡이라 할 수 있는데요. 뇌세포, 간세포, 위장세포, 근육세포 등은 세포막을 통해 산소를 받아들이는 내호흡을 합니다.

약국에 방문하는 분들 중에서 숨이 차다고 하는 경우가 종종 있습니다. 저는 우선 폐기능과 심장 기능을 살펴보아야 한다고 설명합니다. 폐와 심장은 생명과 직결되는 가장 중요한 기관입니다. 내호흡을 잘하기 위해서는 세포막이 건강해야 합니다. 세포막이 건강하지 못하면 적혈구가 모세혈관에 산소를 날라 주더라도 세포는 그 산소를 안으로 받아들이지 못합니다.

세포막이 산소를 잘 받아들이려면 오메가3와 오메가6의 비율이 중요합니다. 오메가6/오메가3=4.6 이하, AA[1]/EPA=9.0 이하가 건강한 세포막입니다. 그 이상이라면 오메가6가 너무 많아서 세포막이 염증 상태가 되고 세포 내외의 물질 교환이 잘 안되어 호르몬 저항성도 생깁니다.

오메가6의 비율도 잘 맞아야 합니다. 이상적인 오메가6의 비율은 AA/DGLA=4 이하입니다. DGLA(디호모 감마리놀렌산)는 GLA(감마리놀렌산)로 바뀌어서 항염증 작용이 있는 PGE_1을 만들게 되고, AA(아라키돈산)는 염증성 프로스타글란딘 PGE_2를 만들게 됩니다.[2]

DGLA로 가려면 오메가3와 충분한 감마리놀렌산이 필요합니다. 혈액을 잘 펌프질하여 산소를 공급하는 심장, 폐가 중요하고, 내호흡을 잘하기 위해서는 건강한 세포막 형성이 중요하므로 오메가3, GLA 등 좋은 기름을 보충하여 건강한 세포막 비율을 이루는 것이 중요합니다. 심장이나 신장이 안 좋은 사람이라면 당뇨약, 혈압약, 콜레스테롤약, 항혈소판 제제 등을 잘 챙겨 먹어야 할 것입니다. 동시에 질 좋은 오메가3나 GLA40을 같이 챙겨 먹는다면 내호흡도 잘할 수 있습니다. 외호흡을 잘하려면 막힌 혈관을 뚫어주는 전칠삼, 혈액을 잘 공급해주는 헴철을 잘 챙겨 먹으면 좋습니다.

---

1   AA는 arachidonic acid(아라키돈산)
2   출처: Mo Med. 2021 Sep-Oct; 118(5): 453-459

한국인의 오메가3 인덱스는
과연 얼마일까?

세포막의 조성을 조사하는 방법은 오메가3 인덱스를 체크해보는 것입니다. 전 세계적으로 한국인의 오메가3 인덱스는 나쁘지 않습니다. 서구 쪽은 튀김 등 패스트푸드를 많이 먹어서 그런지 오메가3 인덱스가 한국인보다 낮고(약 4%), 비만이나 심장병에 더 많이 걸리는 것이 사실입니다. 이상적인 오메가3의 비율은 12% 정도라고 합니다. 현재 한국인의 평균 오메가3 인덱스는 약 8%입니다. 하지만 만약 생선을 싫어하거나, 채식을 잘 안 하거나(식물 속에 오메가3가 많음), 들기름을 많이 안 먹는다면 오메가 인덱스는 현저하게 떨어집니다.

아이들은 나물을 잘 안 먹습니다. 생선도 잘 안 먹는 경우가 많습니다. 그래서 오메가3 인덱스가 6.5 이하인 어린이들이 많다고 합니다. 젊은 사람들도 들기름으로 무친 나물보다는 옥수수기름으로 튀긴 음식을 더 선호하는 경향이 있습니다. 이처럼 한국인의 입맛이 점점 서구화되고 있지요. 계속해서 이런 음식을 먹다 보면 결과적으로 어떻게 될까요? 세포막의 이상적인 비율이 깨어져서 아토피, 알러지, 비염에 시달릴 수밖에 없습니다.

오메가3 인덱스는 주로 적혈구 세포막을 조사합니다. 정상적인 세포막에는 여러 가지의 지방산들이 골고루 함유되어 있습니다. 하지만 오메가6 지방산이나 포화 지방산, 트랜스 지방을 많이 먹는다면 세포막의 유동성이 깨어지니 세포 내에 염증성 사이토카인이 증가합니다. 이러한 결과로 당뇨, 고혈압, 고지혈증과 ADHD, 우울증 등 정신적인 질병, 알러지 등 면역계 질환, 암 등의 질병이 생길 수 있습니다.

오메가3를 꾸준히 먹으면 한 달에 오메가 인덱스가 1 정도 상승한다고 합니다. 4~5개월은 먹어주어야 정상 범위로 올라갈 수 있습니다. 튀김이나 도넛 등의 트랜스 지방은 될 수 있으면 멀리하고 질 좋은 오메가 제품을 골라서 드시기 바랍니다.[1]

---

1   출처: 대한비만학회지 제19권 제1호, 2010

나쁜 기름을 빼내려면
마중물을 부으라

이스라엘은 지중해 근처에 자리 잡고 있는데, 이스라엘을 배경으로 쓰인 성경책에는 올리브유를 먹거나 바르는 장면이 여러 번 나옵니다. 현재도 지중해 연안 국가들은 올리브유를 먹고 몸에 바르거나 여러 가지 용도로 사용하고 있습니다. 지중해 연안 사람들의 건강 증진에 올리브유가 많이 기여하는 셈이지요.

예전에는 동서양을 막론하고 기름 종류가 귀했습니다. 우리나라도 기름이 귀할 때는 정월 대보름에 부럼을 깨물게 했습니다. 땅콩, 호두, 잣 등의 견과류에는 필수지방산이 많이 들어있어서 피부에 버짐이 피거나 갈라질 때 도움을 주었습니다.

우리 몸에 영양학적으로 필요한 필수지방산은 ALA(알파리놀렌산, 오메가3), LA(리놀레산, 오메가6)입니다. DHEA, EPA는 ALA가 공급된 조건에서 합성이 되므로 조건부 필수지방산이라고 합니다. 세포막을 구성하는 필수 요소인 지방산은 포화 지방산 50%와 불포화 지방산 50%로 구성되어 있습니다. 불포화 지방산은 오메가9이 10%, 오메가6이 30%, 오메가3가 10%로 구성되어 있습니다. 건강한 사람은 오메가3 인덱스가 12 정도이지만 현대인의 세포막의 오메가3 인덱스는 안 좋은 비율인 경우가 더 많습니다.

PHOSPHOLIPID A2(PLA2)에 의해 생성된 EPA, AA

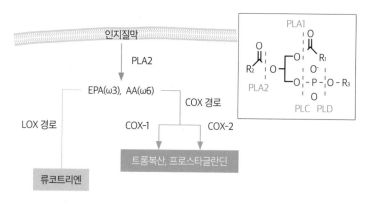

PLA2는 불포화 지방산을 떼어내는 효소입니다. 오메가6의 함량이 높으면 주로 오메가6를 떼어냅니다. PLA2에 의해 불포화 지방산이 떨어져 나오면 아라키돈산이 되고 COX, LOX 등 효소작용을 받아서 염증을 일으키는 프로스타글란딘이나 류코트리엔이 생성됩니다. 오메가6가 많아지면 염증 수치가 올라가는데요. 오메가3를 충분히 먹어준다면 염증성 사이토카인 IL-6, TNF-알파 등의 수치가 내려갑니다. 그러므로 모든 만성 염증 질환에는 반드시 오메가3를 고용량 먹어줄 필요가 있습니다.[1]

올리브유 속에 함유된 오메가9은 피파 알파 유전자를 활성화해서 콜레스테롤을 내려주고, 들기름 속에 많이 함유된 오메가3는 피파 감마 유전자를 활성화해서 중성지방을 내려줍니다. 이러한 원리를 이용해서 만든 고지혈증 치료제인 피브레이트와 당뇨약 치아졸리딘은 피파 유전자의 리간드로 작용하여 중성지방과 당뇨를 조절하는 약입니다. 좋은 기름을 평소에 먹어준다면 고지혈증과 중성지방 수치 조절에도 도움이 된다는 것을 알 수 있습니다.

마중물을 부으면 펌프에서 물이 나오듯이 질 좋은 기름을 먹으면 몸 안의 나쁜 기름이 빠져나오게 됩니다. 염증이 가득한 오메가6 계열의 지방산은 오메가3를 먹어주면 점차 건강한 세포막으로 교정될 수 있습니다. 좋은 필수지방산의 섭취는 건강의 기초입니다.

오메가3가 국민 영양소인 이유는 필수지방산을 대체할 영양소가 없기 때문입니다. 세포막은 반드시 질 좋은 기름으로 채워져야 합니다. 오메가3 인덱스를 올려주는 것이 건강의 기초입니다. 그런데 오메가3

---

1   출처: J Am Coll Nutr. 2002 Dec;21(6):495-505.

안에 기름이 산패되는 것을 방지하는 항산화제가 같이 들어있어야 질 좋은 오메가3라고 할 수 있습니다. 산패된 기름은 오히려 안 먹느니만 못 합니다. 대개 토코페롤을 항산화제로 넣는다고 합니다.

우리나라의 유기농 들깨로 만든 들기름 함유 오메가3가 좋은 줄 알고 일본에서 많이 수입합니다. 솔직히 바닷속 물고기 기름에서 유래한 오메가3보다 농약 안 뿌리고 노지에서 재배해도 잘 자라는 들깨로 만든 들기름 함유 오메가3를 꾸준히 먹으면 몸에 좋을 수밖에 없을 것입니다. 한국인의 건강을 지켜온 들기름, 모체 필수지방산으로 이루어진 식물성 오메가3를 원한다면 바로 이런 제품을 챙겨 먹으면 몸에 좋습니다.

눈 건강에 루테인보다
더 좋은 이것!

오메가3를 먹었는데, 비린 맛이 올라와서 못 먹겠다는 사람들이 꽤 많습니다. 주로 담즙이 잘 안 나오는 사람들이 그런데요. 이런 사람들은 레시친과 같이 복용하면 이러한 문제를 해결할 수 있습니다. 레시친이 기름 성분을 유화시켜서 잘 흡수되게 하기 때문입니다.

보통 생선 기름으로 만든 오메가 지방산에는 약 30%의 오메가3가 들어있습니다. 이 정도의 조성으로는 염증성 세포막을 교정하는데 턱없이 부족합니다. 이것을 에스테르화하여 만든 제품도 있지만, 흡수력이 낮아서 잘 안 쓰이고요. 요즘엔 RTG폼의 오메가3가 대세를 이루고 있습니다. 함량도 높고 흡수력이 좋기 때문입니다.

바다의 조류인 헤마토코쿠스를 먹은 크릴새우 같은 갑각류는 붉은 빛을 띠고 있습니다. 아스타잔틴이 많이 들어있기 때문입니다. 흔히 크릴새우 제품 속에 아스타잔틴이 많이 들어있다고 광고하지만 잘 살펴보면 함량이 부족한 제품이 많습니다. 저함량의 크릴새우 제품을 먹느니 차라리 RTG 오메가 고함량이 더 도움이 됩니다.

아스타잔틴의 항산화력은 비타민C의 6,000배에 달합니다. 아스타잔틴은 카로티노이드 계열의 항산화제인데요. 눈 건강에 많이 챙겨 먹는 루테인이나 지아잔틴도 카로티노이드 계열의 항산화제입니다.

카로티노이드 구조 비교(컨쥬게이션 더블 본드 수)

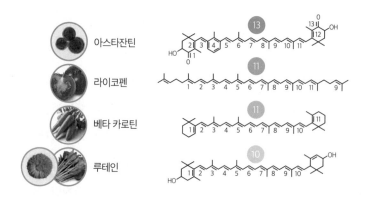

카로티노이드 계열의 화학 구조식을 살펴보면 토마토 속에 들어있는 라이코펜의 구조식에는 11개의 이중결합이 있고, 당근 속에 들어있는 베타 카로틴에도 이중결합이 11개 들어있습니다. 마리골드꽃 속에 함유된 루테인 구조식에는 이중결합이 10개 들어있습니다. 헤마토코쿠스 속에 함유된 아스타잔틴 구조식 속에는 이중결합이 13개 들어있습니다. 이중결합이 많을수록 활성산소를 중화시키는 항산화력이 강합니다.

구조식의 끝에는 라이코펜을 제외하고 모두 벤젠고리가 달려있습니다. 대부분 -OH기가 붙어있지만, 아스타잔틴에는 수용성을 띠는 -OH(하이드록실기)기와 지용성을 띠는 =O(케토기)기를 같이 가지고 있어서 물과 기름에 동시에 녹는 성질이 있습니다. 이것을 양 친매성이라고 합니다. 그러므로 아스타잔틴은 카로티노이드 계열 항산화제 중에서 항산화력이 가장 뛰어나다고 할 수 있습니다. 합성 아스타잔틴과 천연 아스타잔틴을 비교해보면 흡수력에서 차이가 많이 납니다. 천연 제품에는 제품에 헤마토코쿠스라는 말이 써있으니 참고하시기 바랍니다.

RTG 오메가와 천연 아스타잔틴 6mg에 레시친이 같이 배합되어 있는 제품이 있습니다. 이 제품은 최고의 황금비율 배합으로 흡수율이 극대화되어서 Novel Formulation이라는 표현도 있습니다.

바다의 어류 유래 오메가와 역시 바다 유래 헤마토코쿠스의 배합은 잘 어울립니다. 제가 이 제품을 꾸준히 먹고 있는데요. 중성지방이 내려가는지 알기 어렵지만 우선 눈 쪽이 굉장히 좋아지는 것을 느낌으로 알게 되었습니다. 아스타잔틴과 레시친의 영향인지 항산화 성분이 시력을 개선시키는 데 도움이 됩니다. 제가 권해서 복용하는 분들도 공통적으로 시력이 개선되어서 요즘에는 눈 건강에 루테인 제품보다 더 추천하여 드리는 편입니다. 물론 이 제품에는 루테인도 같이 들어있습니다. 대개의 오메가3는 맑게 비치는 편이지만, 이 제품은 터트리면 붉은색을 띱니다. 아스타잔틴의 색상이지요. 캡슐을 못 삼키는 아이들이 터트려서 먹더라도 별 거부감이 없는 맛입니다.

3장

GLA40은
염증 킬러

- 감마리놀렌산 40%의 활용

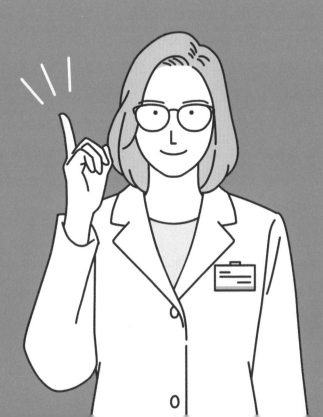

통증의 역치, 행복의 역치

역치라는 말의 뜻은 '생물체가 자극에 대한 반응을 일으키는 데 필요한 최소한 자극의 세기를 나타내는 수치'입니다. 행복의 역치는 계속 올라가기 때문에 끝없이 행복감을 느끼는 것은 의학적으로 불가능하다고 합니다. 좋은 꽃향기도 금방 역치에 도달하기 때문에 처음의 좋았던 향기가 나중에는 향기롭게 느껴지지 않을 수도 있습니다. 맛있는 음식도 금방 역치에 도달하므로 입안에 살살 녹는 듯한 맛이 계속 느껴지지는 않지요. 첫사랑의 행복감도 금방 역치에 도달하기 때문에 처음의 좋았던 감정이 3개월 정도면 무덤덤해질 수도 있습니다. 사랑의 콩깍지가 벗겨지기 때문이지요.

통증은 행복한 기분과 달리 역치가 올라가지는 않습니다. 통증의 역치가 계속 올라간다면 점점 많이 아파야 통증을 느끼게 되는 것이니 심각한 신체 손상이 옵니다. 오히려 통증의 역치가 점점 낮아지는 사람도 있습니다. 그렇게 되면 다른 사람은 아무렇지도 않은 상황인데 엄청난 고통을 느끼게 됩니다. 특히 신경에 심한 손상을 입은 사람은 살짝 스치기만 해도 극심한 통증을 느낍니다.

행복감보다는 통증이 인간에게 훨씬 더 익숙한 감각인지도 모릅니다. 인생은 고해의 바다라고 하던가요? 나는 행복한 느낌은 별로 없고, 늘 아픈 데만 있으니 불행하다고 생각하는 사람도 있을 것입니다. 특히 고령화 사회를 살아가므로 진통제를 장기 복용하는 사람이 많습니다. 그래서 나이가 들수록 행복감은 줄어들고 통증은 늘어납니다. 이 점에는 개인차가 많겠지요? 나이가 들수록 행복감이 더 늘어나는 분들도 있을 테니까요.

나이가 들어가면서 관절 부위 등 통증을 느낄 때 진통제를 먹을 수 있는데요. 아세트아미노펜 제제는 위장관의 부작용이 적지만, 이부프로펜 제제보다 진통 효과가 약하기 때문에 NSAID 제제가 많이 처방됩니다. 그런데 NSAID를 장기 복용하는 사람의 약 60%는 속 쓰림, 위장관 출혈의 부작용을 경험한다고 합니다. 또 선택적 COX-2 억제제보다는 덜하지만, NSAID는 심혈관 질환을 일으킬 가능성이 200% 증가합니다.

아스피린 100mg을 처방받아서 복용하는 분 중 팔다리에 퍼렇게 멍이 드는 사람들이 꽤 됩니다. 정상조직에도 일부 타격을 주기 때문이지요. NSAID가 신장으로의 혈류를 감소시켜 사구체 여과율을 낮추게 됩니다. 신장이 약한 사람들은 염증을 낮춰주면서 신장 기능을 도와주는 나노 커큐민 제제를 복용하면 좋습니다. 나노 커큐민은 NF-kB를 억제하여 항염증 작용도 있으므로 진통제의 양을 줄이는데 도움이 됩니다. 또 요즘에 출시된 GLA 40% 제제를 복용해도 염증 수치를 내려주면서 신장 기능도 도와주므로 만성 질환에 좋은 영양소라고 할 수 있습니다.

스트레스를 많이 받으면 통증의 역치가 더욱 낮아져서 약간의 아픔도 심하게 느껴질 수 있습니다. 심해지면 섬유근통증후군이 생길 수도 있겠지요. 이러한 통증은 단순히 소염진통제만 복용해서는 안 되고 스트레스를 줄여주면서 염증을 가라앉히는 것이 좋습니다.

고산지대에서 자생하는 귀한 홍경천 제제는 통증의 역치를 높여서 통증을 경감시키고 스트레스를 해소하면서 마음에 평화를 줍니다. 왜냐하면 홍경천의 유효성분인 살리드로사이드는 세로토닌, 멜라토닌, 도파민, 노에피네프린 등과 같은 신경전달물질의 고갈을 방지하고 GABA 수용체를 활성화하기 때문입니다.

진통제를 줄이고 싶으면
바로 이것이 대안!

오메가3를 꾸준히 먹어주면 PGE_3라고 하는 항염증성 프로스타글
란딘이 생기게 되므로 염증 억제에 도움이 됩니다. **오메가3도 좋지만,**

고순도 감마리놀렌산을 복용하면 항염증 작용이 훨씬 강한 PGE_1 프로스타글란딘이 만들어집니다.

염증을 유발하는 프로스타글란딘은 대표적으로 PGE_2가 있습니다. 프로스타글란딘 중 PGE_1 구조 속에는 이중결합이 1개 존재하고, PGE_2 구조 속에는 이중결합이 2개 존재합니다. PGE_3 구조 속에는 이중결합이 3개 존재합니다. 모양은 비슷하나 3가지의 작용은 무척 다릅니다. 오메가3의 항염작용이 미온수라고 표현한다면, 감마리놀렌산 40% 고함량 제품의 항염작용은 펄펄 끓는 물에 비유할 수 있습니다. 그만큼 GLA40에서 유래된 PGE_1의 작용이 더욱 강력하다고 볼 수 있습니다. PGE_1의 항염증 작용이 PGE_3와 비교해서 20배나 더 강력하다고 합니다.[1]

유방과 자궁의 염증과 통증을 일으키는 주원인은 PGE_2나 PGF2α라고 하는 염증성 프로스타글란딘입니다. PGE_2를 억제하는 가장 강력한 물질이 감마리놀렌산에서 유도되는 PGE_1입니다. 여성들의 생리통이나 유방이나 자궁 등의 여성질환에 보라지오일로 만든 감마리놀렌산 제제가 아주 좋은데요. 이것을 꾸준히 복용하면 진통제를 훨씬 줄일 수 있습니다.

약국에서 젊은 여성들이 생리통약을 무척 많이 사 갑니다. 여성들

---

1   출처: Int. J. Mol. Sci. 2021, 22, 13534

은 결혼하면 임신과 출산으로 이어지는데요. 생리통을 가볍게 여기지 말고 근본적인 원인인 PGE_2를 억제하여 통증과 염증을 잡는 GLA 고순도 제품을 복용하면 좋습니다. 여성의 건강이 바로 가정의 건강이고 우리나라의 행복을 결정짓습니다.

PGE_1 제제나 PGE_2 제제가 실제 의약품으로 사용되고 있는데요. 먼저 PGE_2를 응용한 제품으로 빠른 출산을 위해서 질 서방정으로 투입되는 디노프로스톤(Dinoprostone)이 있습니다. 이것은 PGE_2가 염증과 수축을 일으키는 성질을 역이용해서 분만 시간을 단축하는 목적으로 사용됩니다. 원치 않는 임신을 한 경우 낙태의 목적으로도 사용된다고 합니다. 그만큼 PGE_2는 염증과 통증, 수축을 유발하는 성질이 있다는 것을 알 수 있습니다. 이것을 거꾸로 생각해본다면 자꾸 유산이 되는 경우 자궁 내에 PGE_2와 같은 염증성 프로스타글란딘이 너무 많아서 유산이 될 수도 있습니다. 이런 경우도 역시 PGE_1을 만들어주는 감마리놀렌산 40%를 복용하면 좋을 것 같습니다.

PGE_1 제제는 발기부전 개선 목적으로 쓰이기도 합니다. 요즘에는 비아그라와 같이 PDE-5 억제제를 많이 사용하지만, 주사제로 만든 PGE_1 제제인 알프로스타딜(Alprostadil) 성분 커버젝트가 발기부전의 목적으로 쓰이기도 했습니다. 국소 부위에 주사를 놓으면 30분 이내에 음경 해면체의 혈관이 확장하면서 발기가 된다고 합니다.

PGE$_1$ 유사체는 현재 아주 많이 사용되고 있는데요. 척추관 협착증이나 당뇨병성 신경증에 사용되는 리마프로스트입니다. 오팔몬, 리팔몬 등 여러 가지 상품명으로 처방되고 있습니다. 이 성분은 혈전 생성을 억제하고 혈관을 확장하고 항염증 작용이 있어서 처방되고 있는데요. 척추관 협착증이나 당뇨병성 신경증에 응용됩니다. 버거씨병에도 응용되고 있는데요. 당뇨병을 앓아서 발가락을 절단할 위기에 놓인 사람들에게 리마프로스트 제제는 굉장히 도움이 되고 있습니다.

불의의 교통사고를 당하여 손가락이나 발가락이 거의 뭉개지는 경우 초기 1~2주 정도는 PGE$_1$ 제제인 알프로스타딜 주사제를 투입한다고 합니다. 이어서 리마프로스트 제제를 몇 달간 복용하면 거의 망가진 손가락과 발가락이 정상에 가깝게 회복되는 예가 많습니다. 버거씨병도 이런 식으로 치료해서 좋아진 사례가 많습니다. 이같이 PGE$_1$ 제제는 의약품으로 사용되고 약효를 인정받은 우수한 성분입니다.

40% 유효함량의 감마리놀렌산 GLA40은 의약품에 근접하는 고함량 제제로, PGE$_2$를 억제하여 염증과 통증을 줄여주고 척추관 협착증이나 당뇨병성 신경증, 레이노 증후군, 말초 혈액순환 장애, 여러 가지 여성질환 등에 활용할 수 있습니다. 기대 이상의 좋은 결과를 가져올 것으로 예상하는데요. 수초가 완전히 망가진 신경증은 회복하는 데 많은 시간이 필요할 수 있습니다. 사람마다 통증과 염증의 정도가 달라서 좋아지는 시점은 다를 수 있습니다.

천연물로서 최고의 항염증 작용이 있는 또 한 가지는 나노 커큐민입니다. 나노 커큐민은 NF-kB를 억제하여 항염증 작용이 있습니다. 강황이나 울금은 물에 잘 녹지도 않고 흡수율이 매우 낮습니다. 하지만 나노 사이즈의 커큐민은 콜로이드 상태로 흡수율을 극대화시킨 제품입니다.

저의 집 가까운 곳에 친정 숙모님이 살고 계십니다. 자녀들이 모두 잘살고 있지만 젊은 시절부터 해오시던 재첩국 장사를 소일 삼아 계속하고 계십니다. 노점에서 일하시다 보니 겨울에는 찬바람을 맞아 귀가 동상에 걸립니다. 그런데 제가 명절에 찾아뵙고 드린 나노 커큐민을 드시고 해마다 도지던 귀의 동상이 사라졌습니다. 게다가 다리 관절 쪽의 통증도 상당히 감소되었다고 합니다. 너무 좋으셨는지 다음 해 명절에는 나노 커큐민 몇 통 주문해서 자녀들에게 선물로 주시더라고요.

고순도 나노 커큐민을 매일 복용하면 항염증 기능이 좋아서 진통제를 줄이는 데 도움이 됩니다. 저는 고순도 나노 커큐민 제제를 하루에 한 포씩 복용하고 있는데요. 갱년기에 접어들어서 아침에 일어나면 어쩐지 뻐근한 증상이 없어졌습니다. 나노 커큐민은 염증과 통증을 억제시키는데 정말 좋은 것 같습니다.

여성호르몬인 에스트로겐이 얼마나 중요한 역할을 하는지 갱년기가 되어보면 실감하게 됩니다. 그간 아무 문제 없이 건강하게 살았던 사람들도 갱년기에는 문제가 생기는 경우가 허다합니다. 커큐민은 컨디션 조절에도 굉장히 좋습니다. 하루를 상쾌한 기분으로 시작한다는 것은 정말 중요한데요. 고순도 나노 커큐민은 뇌의 BBB를 통과하여 숙면에도 도움을 주니 활기찬 하루를 시작하는 데 활력소가 됩니다.

히말라야산맥이나 백두산 같은 고산지대의 바위 위에서 자라나는 홍경천의 유효성분인 살리드로사이드가 통증과 갱년기 극복에 도움을 줍니다. 살리드로사이드는 HPA축(시상하부-뇌하수체-부신) 과항진을 억제해서 코티솔 농도를 줄여주고, 세로토닌, 도파민, 노에피네프린 등의 신경전달물질의 고갈을 막아줍니다. 또 가바(GABA)의 효능제(agonist)로도 작용하여 마음을 편안하게 해줍니다. 심리적으로 안정을 주면서 과다한 스트레스를 줄여주고, 숙면을 할 수 있으니 진통제 복용량을 줄이는 데 도움이 됩니다.

세포도 자살하고 죽임을 당한다

누군가 갑자기 사고로 사망했다면 자살이냐 타살이냐를 조사하듯, 우리 몸을 구성하는 세포가 죽는 방법에도 자살과 타살이 있습니다. 세포가 죽는 방법에는 괴사(Necrosis)와 세포 자멸사(Apoptosis) 두 가지가 있는데, Necrosis는 타살, Apoptosis는 자살에 비유합니다.

그런데 세포가 무조건 안 죽는 것이 좋은 것은 아닙니다. 죽어야 할 세포가 안 죽고 버티다 보면 암(Cancer)이 됩니다. 사람도 물러날 타이밍에 안 물러나고 그 자리에서 버티다 보면 민폐를 끼치게 되는데, 세포도 마찬가지입니다.

현미경으로 세포의 죽음을 관찰해보면 Necrosis는 세포가 부풀어 올라 세포막이 터지면서 세포가 생을 마감합니다. Apoptosis는 세포가 쪼그라들어 세포막이 유지되다가 결국 세포가 작은 조각들로 나

뉘면서 생을 마감하게 됩니다. 즉 Necrosis는 병적인 세포의 죽음이고, Apoptosis는 자연적인 세포의 죽음입니다. 그런데 일부 세포의 병적인 죽음에도 Apoptosis가 관여한다고 합니다.

심근은 괴사(Necrosis)하면서 그 기능을 잃게 되는데, 심근이 망가지는 것은 곧 죽음을 의미합니다. 위장관 상피세포는 끊임없이 Apoptosis하고, 또 새로운 세포가 재생됩니다. 죽어야 할 위장관 상피세포가 죽지 않으면 위암, 대장암이 되는 것입니다. 심근이 괴사한다면 심근세포가 터지면서 그 내용물이 혈액에 유출됩니다. 그래서 혈액 검사를 통해 심근의 괴사를 알 수 있습니다.

심근이 괴사하면,
❶ CK-MB: 증상 후 12~48시간 사이의 심근경색을 진단할 수 있는 가장 민감한 지표입니다.
❷ Troponin: 횡문근 수축 단백인데, 심근세포의 특이 단백질이 혈액에서 관찰됩니다.

심장근육에는 AST, CPK, LDH와 같은 많은 종류의 효소가 포함되어 있는데요. Troponin-I, Troponin-T와 같은 단백질도 있습니다. 급성 심근경색이 되면 혈액 속에서 가장 먼저 상승하는 효소는 CK-MB이고, 두 번째로는 AST가 상승하고, 가장 나중에 LDH가 상승합니다.

심근이 괴사하는 가장 큰 이유는 산소가 공급되지 않기 때문입니다. 산소를 공급하면 심근의 괴사를 막을 수 있습니다. 위급상황에서 산소마스크를 끼는 것도 필요하겠지만 막힌 혈전을 뚫어주는 전칠삼 사포닌을 평소에 꾸준히 복용하면 더 좋습니다.

세포의 괴사란 내피세포, 혈소판, 적혈구, 마크로파지의 세포막이 괴사한다고 할 수 있고, 심근의 세포막도 괴사가 된다는 것인데요. GLA40을 복용하면 각 세포막의 염증이 줄어들면서 회복시켜주고, 혈관을 확장하고 혈전을 줄여주는 기능이 있으므로 전문약과 더불어 복용한다면 끔찍한 심근 괴사를 막는 데 도움을 줄 것입니다.

건강이 좋아진다는 의미는 몸을 이루는 세포가 회복된다는 것이겠지요. 세포 단위에서 생각해보는 것이 가장 정확히 질병을 파악하는 방법입니다.

간 기능을 알기 위해서 간 수치인 AST, ALT를 측정합니다. AST, ALT가 상승하는 이유는 간세포가 괴사(Necrosis)하기 때문입니다. 간세포가 부풀어 올라 간세포가 터지면서 간세포의 내용물이 혈액으로 방출되므로 수치가 상승하는 것입니다. 독성약물, 지방, 바이러스 등이 간세포를 괴사시키는 원인입니다.

하시모토 갑상샘염은 자가 항체에 의해 갑상샘 여포 세포(Folicullar cell)가 파괴되면서 갑상샘 세포의 수가 줄어들게 됩니다. 갑상샘 세포는 Necrosis보다는 Apoptosis에 의해서 파괴된다고 합니다.

정리해보면, 심근경색, 감염, 간경화, 간암, 하시모토 갑상샘염, 그레이브스병 모두 세포가 Necrosis나 Apoptosis되어서 파괴되는 것입니다. 충분히 세포가 그 기능을 다하기 전에, 질병으로 세포의 운명을 다하기 전에, 전칠삼 사포닌으로 막힌 곳을 뚫어주고, GLA40으로 세포막을 복구시키고, 헴철로 혈액을 보충해준다면 괴사나 자멸사를 막을 수 있습니다.

면역에 대해서 생각해보면, 외부의 독소나 자극에 대항해 신체에서 항체를 만들게 되는데, 똘똘한 수지상세포(Dendritic cell)[1]가 정확하게 이물질을 파악해서 Th0 세포에게 정보를 전달하므로 다음에 또 침범하면 Th1 세포를 자극해서 Tc(세포독성 면역세포)를 활성화하든지, B 세포를 자극해서 항체를 잘 만들게 할 것입니다.

이렇게 이물질이나 독소가 문제를 일으키지 못하도록 대처하면 건강에는 아무 문제가 없을 것입니다. 그렇지만 수지상세포의 능력이 모자라서 대충 면역세포를 만드는 바람에 오합지졸이 되니 적군이 침범하는 상황에서 중구난방식으로 과도하게 대처한다면, 적군도 타격을 받겠지만 아군이나 자국의 영토까지 폭탄에 맞아서 참혹하게 되는 상황이 생길 수도 있습니다. 이렇게 과도한 면역 과잉반응이 자가면역질환을 유발하는 것입니다. 아라비녹실란은 과잉 면역반응을 잠재우고 면역의 균형을 이루도록 도와주는 최고의 물질이라고 생각합니다.

---

1   수지상세포는 항원제시세포(APC, antigen presenting cell)의 일종이다.

인간관계도 마찬가지입니다. 형식적으로만 인사하고 아는 척하는 관계는 딱딱하게 경화된 관계, 즉 사실상 죽은 관계입니다. 가족이나 직장 동료와의 관계에서도 분노, 미움, 시기, 질투 등 부정적인 감정이 쌓이고 쌓이다 보면 어느 순간 폭발해버리는데요. 이것을 Necrosis로 비유한다면, Apoptosis는 자식들에게 피해를 주지 않으려고 스스로 짐을 싸서 깔끔하게 귀촌하는 부모의 모습에 비유할 수 있을까요? 부정적인 감정은 폭발하기 전에 솔직하게 대화를 통해서 서로 용서하고 화해하는 게 좋고, 안 되면 수다를 떨든지, 울든지, 여행을 가든지, 글을 쓰든지, 음악을 듣든지, 운동을 해서 풀어버리시기 바랍니다.

찌릿한 신경 통증을 없애는 가장 좋은 방법

살다 보면 통증이 생길 수밖에 없는데 이 통증을 감내하는 것이 너무 힘듭니다. 멕시코의 화가 프리다 칼로는 교통사고를 당하여 척추와 골반을 다치는 바람에 일평생 누워지내면서 그림으로 고통을 승화시키기도 했습니다. 진통제는 아플 때 먹어야 하지만, 2주 이상 복용하지 않는 것이 좋습니다. 사실 젊은 사람들은 진통제를 먹어야 할 일은 별로 없는데요. 나이가 들수록 진통제를 장기 복용해야 하는 사람들이 많아집니다. 이렇게 오랫동안 복용하는 진통제의 메커니즘과 그 부작용을 잘 알아둘 필요가 있습니다. 또 진통제를 대체할 영양소는 무엇이 있는지도 알아놓으면 좋겠지요. 환자들의 진통제를 좋은 영양소로 끊게 한다면 이런 약사가 진정한 약사이고 명 약사일 것입니다.

운동신경과 통증 감각은 서로 반대 방향입니다. 운동신경은 대뇌에서 출발하여 UMN(상위 운동신경)이 척수까지 오고, 척수에서 손발까지 LMN(하위 운동신경)이 연결됩니다. 척수가 중간에서 연결하는 역할을 하는 것이지요. 그래서 척추를 다치면 다친 부위 아래쪽이 마비됩니다.

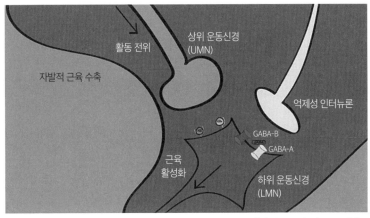

출처: PhysioPathoPharmaco 유튜브

통각성 통증은 망치로 맞았다든지 할 때의 통증을 말합니다. 주로 말초에 염증이 생긴 상태입니다. 이런 염증성 통증에는 NSAID를 쓰면 진통이 됩니다. NSAID란 스테로이드가 아닌 소염진통제입니다. 통각성 통증은 감각이 뇌로 올라가게 되는데요. 손가락에서 척수까지 올라가는 신경을 1st order(1차 신경섬유), 척수에서 뇌까지 올라가는 신경을 2nd order(2차 신경섬유)라고 합니다. 신경통은 1차 신경섬유 위치에서 생기는 통증이므로 프레가발린, 가바펜틴 같은 항경련제를 사용합니다. 신경병성 통증에는 NSAID가 듣지 않습니다. 말초 염증에 의한 통증이 아니기 때문이지요. 치통이 심할 때 소염진통제가 소용이 없는 이유가 신경에 의한 통증이기 때문입니다.

통증을 일으키는 요소는 여러 가지가 있습니다. 통각, 촉각, 냉각, 온각, 촉각, 압각 등등입니다. 피부에는 여러 가지의 통증을 느끼는 신경섬유가 있습니다. 그중에서 1차 신경섬유는 3가지가 있습니다. 즉 A베타 섬유와 A델타 섬유, C섬유입니다. 3가지의 신경섬유를 타고서 통증이 뇌로 전달됩니다.

통증을 이해하려면 신경 말단에서 분비되는 신경전달물질을 잘 이해해야 합니다. A델타 신경섬유 말단에서는 '글루타메이트'가 나옵니다. C섬유 말단에서는 'Substance P'가 나옵니다. 날카로운 통증은 A델타 섬유로 전달되는 단기적인 통증인 반면, C섬유 말단에서 전달되는 통증은 무겁고 묵직한 통증입니다. A베타 신경섬유는 두껍고도 빠른데, 촉각, 압각 등의 감각을 전달합니다. 갑자기 어딘가를 다쳐서 느껴지는 날카로운 통증은 A델타 섬유에서 전달해주는 것이고, 단기적인 통증이라면 C섬유 말단에서 전달되는 통증은 신경통 등 지속적으로 발생하는 통증이므로 더욱 견디기 힘들다고 할 수 있습니다.

Substance P의 통증 감각을 차단하는 진통제가 Opioid 계열의 진통제인 트라마돌, 모르펀입니다. A델타 신경섬유의 통증 감각을 차단하는 약으로 가바펜틴(Gabapentin), 프레가발린(Pregabalin)이 있습니다. 이 약들은 처음에 항경련제로 개발되었는데요. 이 계열의 약들도 50mg, 75mg, 150mg 등 함량이 다양하게 처방되고 있습니다. 영양소 요법을 할 통증은 급성 통증보다는 오랫동안 아픈 만성 통증입니다. 만성 통증 환자는 전인구의 약 20% 정도 된다고 합니다. 주로 고령층에서 진통제를 꾸준히 복용하는 분들이 많은데요. 사는 날 동안 안 아프고 살아야 하니 통증 억제는 삶의 질을 높이는 필수 요건이라고 할 수 있습니다.

그런데 이런 신경병성 통증에 너무나 놀라운 제제가 출시되었습니다. 다름 아닌 40% GLA(감마리놀렌산) 제제입니다. 40% GLA는 이제껏 한 번도 제품화된 적이 없는 초고순도 초고함량의 감마리놀렌산입니다. 신경통은 미엘린 수초가 벗겨지면 더 찌릿하게 느껴지는데요. 감마리놀렌산과 비타민B12는 미엘린 수초를 복구시켜 주는 영양소입니다. 그간 GLA는 10% 함량의 달맞이꽃 종자유에서 추출한 제품이 처방약으로 나와서 당뇨병성 신경증과 아토피성 피부염에 쓰여 왔습니다. 하지만 10% 외 나머지 90%에 달하는 오메가6 계열의 LA(리놀레산)를 장기 복용한다면 아라키돈산으로 바뀐 뒤 염증성 프로스타글란딘 PGE_2를 만들 가능성이 높습니다. 40% GLA는 고함량이면서 LA를 비롯한 나머지 성분은 효소 처리하여 장기 복용 시 염증을 최소화할 수 있도록 했습니다.

당뇨병성 신경증이나 대상포진 후유증 또는 척추관 협착증 등 찌릿찌릿한 신경증으로 고생하는 분이라면 트라마돌이나 가바펜틴, 프레가발린 같은 부작용이 많은 약들은 최소한으로 줄여 드시고, GLA40 제품으로 통증에서 조금이나마 벗어났으면 좋겠습니다.

+ 약국 사례

- 구미 현대약국 이보영 약사

저희 엄마가 대상포진 후유증으로 3년간 이것저것 해봐도 계속 찌릿하게 통증이 있어서 너무 힘들어하셨거든요. 그간 여러 가지 몸에 좋다는 영양소도 챙겨드셨답니다. 그런데 GLA40 제품을 드시고 "이거 마취제니? 아무 느낌이 없는데?"라고 말씀하셨습니다. 완전 강추입니다. 대상포진 후유증은 전기가 통하는 것처럼 기분 나쁜 통증인데 너무 잘 들어요. 하지만 사람마다 좋아지는 시점에는 차이가 있겠지요.

+ 약국 사례

- 서울 도봉구 건강약국 정화자 약사

37세 남성분이 귀가 몹시 불편한 듯 손으로 막고 들어와서 쑥쑥 쏘는 것 같은 통증과 진물이 흐른다고 호소했습니다. 문진해보니 오래된 중이염(1년에 3번 병원 치료를 받았으나 재발하고 항생제를 처방받음)으로 고생했고, 평형감각 장애에 대한 글을 읽은 적 있어서 병원에 가는 것도 그렇고 해서 망설이다가 이 약국에 가면 좋은 약이 있다는 말을 듣고 왔노라고 했습니다.

귀 전체의 해부도를 같이 보면서 구조와 기능을 간단히 설명해주었습니다. 중이염은 주로 이관을 통해 목에 있던 세균이 들어가 염증을 일으켜 충혈, 팽창되어 고막에 구멍이 나서 새어 나온 결과입니다. 그런 후 염증 잡는 앱솔루트 제품을 주면서 당부했습니다.
"귀의 염증은 유스타키오관이 짧고 수평이며 좁은 어린아이들에게 주로 생깁니다. 약간의 난청과 메니에르 증상이 있다고 하니 이것은 신(腎)이 허(虛)한 노령에 많이 발생합니다. 앞으로 각별히 감각기관에 신경을 쓰셔야 합니다."

영양소 처방 구성
GLA40 101
나노 커큐민+프로폴리스 제품 101
고순도 홍경천 제제 001: 첫 달은 101, 호전 시 100(4주 후)

결과
몹시 궁금하던 차에 연락을 받았습니다. 며칠간 복용했는데 신기한 제품이라고 만족해합니다. 통증도 진물도 며칠 만에 감쪽같이 없어졌다네요. 만성 질환이었으니 당분간(4주 정도) 더 복용하시라고 했습니다.

- 익산 마더스약국 최소영 약사

며칠 전 작업 중에 화상을 입은 중년 여성이 약국에 방문했습니다. 병원에 며칠째 다니는데 매일 가기 어렵다고 했습니다. 드레싱 할 것을 달라고 하셔서 자세히 살펴보니, 중심부에 아직도 벌건 기운과 진물이 있었습니다. 나노 커큐민+프로폴리스 제제와 GLA40을 6정 드리며 하루 2번 드시라고 했습니다.

그분이 며칠 후 와서 보니 진물이 거의 없어지고 살이 차올랐네요. 한 번 더 먹으면 병원에 안 가도 될 듯해서 더 먹고 흉터 없애는 연고를 바르라고 했습니다. GLA40과 에피큐 듀얼은 피부염증에 정말 빠른 효과가 있는 것 같아요.

- 군포 엘지 온누리약국 이혜숙 약사

2023년 5월, 약국에 오신 분께서 전립선 처방약을 먹어도 치료가 안 되는 것 같다고 하시면서 뭐 좋은 것 없냐고 말씀하셨습니다. 에피큐민(나노 커큐민) 하루 1포, 액티브 칼맥(미네랄) 1일 2회 1정씩, GLA40 1일 2회 1캡슐씩 드시라고 각각 한 통씩 건넸습니다.

얼마 후 약국을 방문하신 그분이 소변볼 때 통증이 사라지는 것 같고 뒤끝이 개운하다, 대상포진 후유증으로 약을 1년 정도 먹고 있는데, 이 통증도 좋아지는 것 같다고 하셨습니다. 약을 드신 지 7일 정도밖에 안 되었는데 굉장한 진전이 있네요.

신통방통한 인터뉴론의 기능
: 신경 조율 작용

남녀를 만나게 주선해주는 커플 매니저가 상대방을 어떻게 소개하느냐에 따라서 결혼이 성사되기도 하고 안 되기도 합니다. 며느리와 시어머니 사이에서 남편이 어떻게 중재하느냐에 따라서 가정의 평화가 좌우될 수 있습니다. 인문학 강사인 김창옥 씨의 재미있는 강연을 들어보니, 어머니에게는 아내를 나무라듯 말해서 어머니의 기분을 맞춰드리고, 아내에게는 어머께서 너무 심하시다고 하면서 아내 입장에서 장단을 맞춰주다 보면 자연스레 기분이 풀어지고 고부간의 갈등도 사라진다는군요. 이처럼 척수에 존재하는 인터뉴론은 상위 운동신경과 하위 운동신경의 중간 지점에서 적당하게 조율해주는 역할을 합니다. 이 인터뉴론이 제 기능을 못 한다면 우리의 신경 감각이나 움직임이 잘 조절되지 않습니다.

뇌에서 척수로 연결되는 상위 운동신경(UMN)과 척수에서 근육으로 연결되는 하위 운동신경(LMN), 또한 척수 중간에 존재하는 연합뉴론(Inter neuron), 이 3가지가 척수에서 만나게 됩니다. 척수는 신경계의 교차로라고 할 수 있습니다. 인터뉴론은 우리의 손·발가락의 움직임을 아주 정교하게 해주는 역할을 합니다. 인터뉴론에서 나오는 신경전달물질은 GABA인데요. 하위 운동신경에는 GABA 수용체가 있어서 염소이온이 들어옵니다.

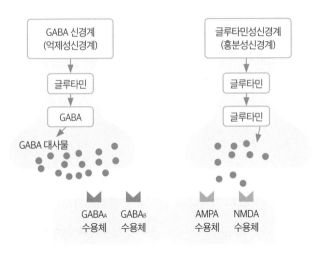

염소이온은 음전하를 띠면서 차분하게 흥분을 가라앉혀줍니다. 바리움이나 알프라졸람같이 흔히 처방되는 신경안정제의 기전도 역시 GABA 수용체에 작용해서 통로를 넓혀주므로 염소이온이 많이 유입되

어 마음이 차분하게 되는 것입니다.

　이와는 반대의 신경전달물질이 있는데, 글루타메이트입니다. 글루타메이트는 흥분성 신경전달물질로, 공부한다든지 뭔가에 집중할 때 도움을 줍니다. 글루타메이트 수용체 안으로는 칼슘이온이 유입되어 신경이 흥분상태가 됩니다. 양이온인 칼슘과 음이온인 염소이온이 적당히 균형을 이루어야 정신적으로도 안정감을 느낍니다. 하지만 계속 글루타메이트가 나와서 쉬지도 않고 공부만 하려고 한다면 뇌신경이 과흥분되어서 망가지고 말 것입니다. 아이들에게 너무 공부만 하라고 재촉하지 말고 적당히 쉬기도 하고 운동도 해야 두뇌 회전이 더 잘 되는 것이랍니다. 이같이 차분하게 해주는 GABA와 집중력을 주는 글루타메이트가 적당히 나와야 균형이 맞아서 몸도 행동도 정상적인 사람이 됩니다.

　만약 GABA가 안 나온다면 정교성이 떨어져서 젓가락질 같은 행위가 어렵다고 합니다. 손가락을 3번 정도 꼼지락거리며 움직여도 손가락에 쥐가 나고, 100m만 걸어도 근육이 뻣뻣하게 굳어서 다리에 쥐가 나게 됩니다. 인터뉴론이 있어서 정말 다행이라는 생각이 듭니다. 만약 인터뉴론이 안 나온다면 사람이 마치 로봇처럼 움직일 것 같지요? 운동신경에서도 인터뉴론이 제대로 작동하지 못한다면 근육이 단단하게 굳어버리거나 근육에 경련이 일어날 수 있고 통증의 전달과정에도 통증이 굉장히 심해집니다. 또 손가락을 약간만 움직이고 싶어도 손가락이 너무 많이 구부러지는 등의 과잉반응도 나타날 수 있습니다. 근이완제란 근육의 긴장도를 줄여주는 약입니다. 근육이 긴장하는 이유도 GABA가 부족하기 때문입니다.

작은 일에도 화를 내는
사람은 왜 그럴까?

작은 일에도 쉽게 흥분하는 사람, 참지 못하고 소리를 지르는 사람이 있습니다. 이런 사람들은 흥분성 신경전달물질인 글루타메이트가 과잉으로 흥분되어 있다고 생각하면 됩니다. 아니면 억제성 신경전달물질인 GABA가 제 역할을 못 하고 있는 것이지요. 꼭 그 사람의 성격이 나쁘다기보다는 뇌의 신경조절에 문제가 생긴 것입니다. 그런데 글루타메이트 수용체 중 NMDA 수용체 중간에 마그네슘이 딱 막고 있다는 사실을 아시나요?

약간의 흥분상태에서는 NMDA 수용체 안으로 칼슘이온이 적게 유입되므로 흥분되지 않는데요. 많이 흥분되면 칼슘이온이 과량 유입되므로 막고 있던 마그네슘이 빠져나오면서 흥분상태가 됩니다. 쉽게 흥분되거나 감정 조절이 잘 안되는 사람은 마그네슘 제제를 충분히 복

NMDA receptor 구조

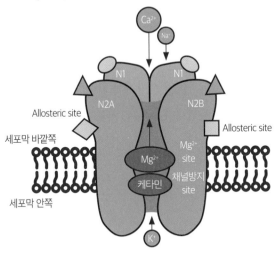

용할 필요가 있습니다. 차분히 앉아 집중해서 공부하지 못하는 학생들에게도 미네랄 제제를 먹게 하면 도움이 됩니다.[1]

　흔히 마그네슘은 근육에 쥐가 나거나 눈가가 떨릴 때 먹는 영양소라고 알고 있지만, 마그네슘은 신경을 안정화하는 데 굉장히 중요한 미네랄입니다. 마그네슘은 체내 300여 가지의 효소, 호르몬 반응에 조효소로 사용되고, 에너지대사에 꼭 필요한 미네랄입니다. 뭔가 움직이려면 에너지(ATP)가 필요한데, 에너지를 만들려고 해도 마그네슘이 들어

1　출처: Front Neurol. 2020;11:449

가서 인산화를 시켜야 에너지대사가 됩니다. 눈가가 떨리는 현상은 마그네슘이 부족해지면 에너지대사 과정이 잘 일어나지 않으므로 눈가를 떨어서라도 몸을 활성화하려는 일종의 몸부림으로 볼 수 있습니다. 하지만 마그네슘만 들어있는 미네랄보다는 칼슘과 마그네슘이 함께 적당한 비율로 함유되어 있고 미량원소까지 골고루 함유된 미네랄이 좀 더 건강관리에 도움이 될 듯합니다. 글루타메이트와 GABA가 균형을 이루어야 하듯, 칼슘과 마그네슘 2가지 미네랄의 균형도 중요합니다.

근육이 뻣뻣해지는 진짜 이유

스트레스를 많이 받거나 과로하면 근육이 뻣뻣해집니다. 어깨나 목이 너무 뻣뻣해서 목을 좌우로 움직일 수 없거나, 허리에 담이 결려서 굽히지 못할 때도 있습니다. 저도 허리에 담이 결려서 잘 굽히지 못할 때 남편이 머리를 감겨준 일도 있습니다.

한방약으로는 이런 경우에 갈근탕을 쓰는데, 땀을 내면서 근육을 풀어줍니다. 단, 갈근탕은 몸이 허약한 사람이 쓰면 기운이 더 빠지는 경우가 있으니 어느 정도 체력이 되는 사람에게 쓰는 처방입니다.

이렇게 근육이 수축하는 이유는 인터뉴론의 기능이 떨어졌기 때문입니다. 알프라졸람이나 디아제팜은 GABA 수용체에 작용해서 염소이온이 잘 유입되게 통로를 열어주므로 근육을 이완시켜 줍니다.

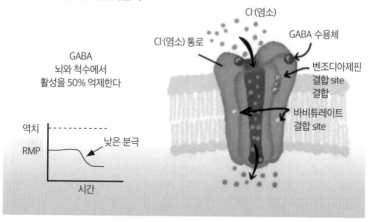

GABA는 염소통로를 넓게 열어서 염소(Cl-)가 잘 유입되게 한다.
그러면 신경이 차분해진다.

Cl-(염소)
Cl-(염소) 통로
GABA 수용체
벤조디아제핀 결합 site 결합
GABA 뇌와 척수에서 활성을 50% 억제한다
바비튜레이트 결합 site
역치
RMP
낮은 분극
시간

그 밖의 근이완제에는 바클로펜(Baclofen), Tizanidine 등이 있는
데, 대개 중증 질환자들에게 처방되는 약물입니다. 오랫동안 누워서 지
내는 환자들도 근육이 강직되면 나중에는 근육에 손실이 오므로 바클
로펜 같은 약물을 처방해서 이런 점을 예방하는 것입니다.

약국 처방에 가장 많이 나오는 근육 이완제인 에페리손의 작용 기
전은 상위 운동신경에 칼슘이 들어가는 것을 막는 것입니다. 그러면 신
경의 전기적인 신호 전달이 잘 안되므로 근육 수축도 잘되지 않기 때문
에 근육이 이완됩니다. 에페리손은 대다수 근이완제가 가지고 있는 진
정작용이 거의 없다고 하는데, 부작용이 적으니 다행이기는 하지만 거
꾸로 생각해본다면 진정작용이 적다는 말은 곧 근이완 효과가 아주 적
다는 말이 되기도 합니다.

사람의 육체나 마음도 뻣뻣하기보다 부드러워야 좋습니다. 약사들도 약국에서 환자들을 대할 때 부드럽고 친절하게 대해야 인기가 있습니다. 불친절하고 뻣뻣한 약사가 운영하는 약국에는 어쩐지 가기 싫어진다고 하더라고요. 생각도 유연해야 합니다. 나이가 들어갈수록 사고가 경직되기 쉽지요. 부지런히 요즘 젊은 사람들의 트렌드를 익힐 필요가 있습니다. 젊은이들의 강점은 유연하고 말랑말랑한 사고이고, 거기에서 창의성이 나옵니다. 너무 구세대의 틀에 가두려 하면 안 되겠지요? 우리 몸에 인터뉴론이 신경을 유연하게 조절해주는 것처럼 인간관계에서 서로를 부드럽게 해주는 역할을 하는 사람이 있다면 누구에게나 존경받고 사랑받을 것입니다.

처음으로 돌아가서 정리해본다면, 근육 경련이 일어나는 까닭은 글루타메이트와 GABA의 균형이 맞지 않아서 생기는 현상이라고 할 수 있습니다. 상위 운동신경이 손상되면 결과적으로 경직이 됩니다. 반면 하위 운동신경이 손상되면 축 늘어지고 흐늘흐늘해지거나 늘어집니다. 그동안 나의 손과 발이 움직이는 것은 지극히 자연스럽고 당연하다고 생각했지만, 알고 보면 이런 신경전달물질의 균형이 잘 맞아야 가능하다는 사실을 간과해서는 안 됩니다. 내가 오늘 숨을 쉬고 움직이는 것이 당연한 것이 아니라 감사한 일이란 것을 새삼 느낍니다.

트라마돌, 가바펜틴을
계속 먹어도 괜찮을까?

요즘 정형외과 처방전에 트라마돌에 아세트아미노펜이 복합된 약과 가바펜틴이 많이 나오고 있습니다. 이 계열의 진통제는 일반 소염진통제인 NSAID와는 작용 기전이 좀 다릅니다. NSAID는 말초의 염증과 통증을 억제하지만, 트라마돌과 가바펜틴은 중추신경을 억제하는 약이라고 할 수 있습니다. 이러한 약들은 작용은 좀 강한 대신 부작용도 많다고 생각할 수 있습니다.

마약성 진통제는 오피오이드 수용체에 결합하여 진통시키는 것입니다. 트라마돌도 이러한 기전으로 진통시키는 마약성 진통제라고 할 수 있습니다. 트라마돌이 오피오이드 수용체에 결합하게 되면 Substance P가 나오지 않습니다. 통증이 뇌까지 올라가면 그 통증은 어찌할 수 없는 상황이 되므로 이런 마약성 진통제는 통증이 척수까지 도달했을 때 차단됩니다.

만약 C섬유가 아니고 A델타 섬유라면 신경 말단에서 글루타메이트가 분비될 것입니다. 글루타메이트가 분비되려면 칼슘이 유입되어야 합니다. 이 칼슘의 유입을 차단하는 약물이 Pregabaline인데, 당뇨병성 신경증이나 척추관 협착증 처방으로 많이 나오고 있습니다. 이같이 병원에서 처방되는 약들은 통증의 원인을 없애주기보다는 통증을 전달하는 신경을 차단함으로써 고통을 면해주는 약들이라고 볼 수 있습니다.

요즘 통증클리닉에 다니는 분들이 꽤 많습니다. 이런 곳에서는 신경전달을 차단하는 기전으로 고통을 한동안 줄이는 주사나 약물들이 많이 사용되고 있습니다. 고령화 사회이니 점점 이런 약물의 사용량이 늘어날 수밖에 없지만, 가능하면 초기부터 신경의 과잉 흥분을 줄여주는 미네랄 제제나 나노 커큐민 제제, 염증과 통증을 개선해주는 GLA40 같은 제품을 함께 챙겨 먹는다면 진통제 성분도 조금 줄일 수 있을 것입니다.

우리 몸에서
마약이 나온다고?

요즘 우리나라도 마약 청정국가가 아니라고 합니다. 마약인지 모르고 마약 음료수를 마신 학생들 뉴스를 보고 깜짝 놀랐고, 젊은이들의 창창한 앞길을 망치게 하는 사람들에게 분노가 일어났습니다. 유명 연예인들의 마약 상습 투여는 어제오늘 일이 아니지요. 그런데 우리 몸에서도 마약이 나온다는 사실을 아시는지요?

상위 운동신경과 하위 운동신경이 만나는 지점인 척수에 존재하면서 신경전달을 잘 조율하는 인터뉴론에 대해서는 앞에서 설명했습니다. 인터뉴론은 Substance P가 가는 것을 억제하는 작용을 해서 진통을 시켜줍니다. 감각신경이 작동할 때 인터뉴론에서 마약(Opioid)이 나오는데, 엔도르핀(Endorphin), 엔케팔린(Enkephalin), 다이돌핀(Didorphin) 등 3가지가 있습니다. 이 3가지는 많이 들어보셨을 겁니다. 만약 아차 하는 순간에 망치로 손가락을 내려쳤다면 자기도 모르게 손을 입김으로 호호 불게 됩니다. 누구에게 배운 적 없어도 자동으로 그렇게 하는 이유가 그 순간 통증을 없애는 마약이 나오게 하는 것이라고 합니다.

마약이 나오면 통증 감각을 느끼는 신경을 차단해줍니다. A델타 섬유에서 나오는 신경전달물질인 글루타메이트와 C섬유에서 나오는 Substance P가 나오는 것을 차단해서 통증을 잊게 하는 것입니다. A베타 섬유는 촉각이나 압각을 전달해주는 신경섬유인데, 가장 빠른 속도로 뇌에 통증을 전달해줍니다. 다쳤을 때 그곳을 문지르거나 핫팩이나 찜질팩을 해주면 A베타 섬유가 인터뉴론을 활성화해서 마약 성분이 나온다고 합니다.

만약 전쟁터에서 팔다리가 잘려 나갔다면 손가락을 문지르는 것으로는 진통이 안 될 것입니다. 작업 도중 손가락이 잘려 나갔다면 인간이 견딜 수 있는 한계를 넘는 통증이지요. 이때 뇌에서 세로토닌이 다량 분비됩니다. 그러면 인터뉴론의 축삭 말단에서 마약을 분비합니다. 사람이 갑자기 다쳤을 때 마약 성분이 나와서 어느 정도 통증을 잊게 하는 기전이 있다는 사실이 굉장히 신기하면서도 안도감을 느끼게 합니다.

마약은 인간이 합성하기 전에 신(神)께서 이미 만들어 놓은 것입니다. 양귀비에서 모르핀이 나오지만 합성 마약이 나오기 전부터 심한 설사나 복통에 민간 약초로 사용되어왔습니다. 이런 약초가 인간에게 꼭 필요하므로 존재한다는 생각이 듭니다. 하지만 이것을 인간이 오남용하는 게 문제입니다.

우울증이 생기거나 기분이 안 좋으면 여기저기 더 아프게 느껴지는데요. 세로토닌 분비가 적게 나오면 우울해지므로 고통을 이겨낼 마약도 덜 분비되니 통증이 더 심해지는 것입니다. 반대로 사랑하는 사람을 위해서 일을 하면 아무리 힘들어도 오히려 즐겁게 느껴집니다. 이런 순간에도 세로토닌이 나오면서 마약이 분비되기 때문에 그런가 싶네요. 하지만 사랑의 콩깍지가 벗겨진 뒤 힘든 일을 할 때는 짜증이 나고 통증도 생기는데 아마도 사랑의 묘약 효능이 떨어져서 그런가 봅니다.

타이레놀과
부루펜의 차이점

보통 어디가 아프거나 열이 나면 진통제를 찾습니다. 타이레놀(아세트아미노펜)이나 부루펜(이부프로펜), 아니면 덱시부프로펜 같은 약들이 약국에서 많이 판매되고 있습니다. 코로나 팬데믹 때 타이레놀과 부루펜 등이 품절된 상황에서 사람들이 약을 사러 다니느라 애를 쓰기도했습니다. 동일 성분은 약효도 같은데 한사코 타이레놀만 찾으니 참 곤란했습니다.

아세트아미노펜과 이부프로펜 계열의 진통제는 어떻게 다를까요? 아세트아미노펜은 해열, 진통 효과는 있지만, 소염 효과는 없습니다. 이부프로펜은 해열, 진통 효과도 있고, 소염 효과도 있습니다. 이부프로펜은 소염 효과가 있어서 NSAID라고 부르고, 아세트아미노펜은 소염 효과가 없으므로 NSAID라고 부르지 않습니다. 우리가 먹는 해열진통제나 소염진통제는 아라키돈산에서 유래한 염증성 프로스타글란딘이나 류코트리엔이 생기지 않도록 차단하는 약물이라고 할 수 있습니다. 대표적으로 COX, POX, LOX 효소를 차단하는 약물들입니다.

대표적인 소염진통제인 아스피린이나 부루펜 같은 NSAID는 COX-1, 2를 억제합니다. 타이레놀 성분인 Acetaminophen은 POX를 억제하는데요. Acetaminophen 성분이 해열, 진통 작용만 있고, 소염 작용은 없는 이유는 POX 효소 숫자와 관련이 있습니다.

중추신경계에는 POX가 저농도로 존재하기 때문에 타이레놀 500mg, 하루 최대 4g으로 POX를 억제할 수 있습니다. 그런데 조직 세포에는 많은 양의 POX가 존재하기 때문에 타이레놀 500mg으로 POX를 억제할 수 없습니다. 그래서 조직에서 발생하는 염증에는 별 효과가 없는 것입니다. 그렇다고 타이레놀을 고함량으로 복용한다면 간에 무리가 올 수 있습니다. 왜냐하면 아세트아미노펜은 간에 있는 효소의 대사를 받기 때문에 너무 고용량을 먹는다면 간 기능에 무리가 옵니다. 술마시고 머리 아플 때 타이레놀을 먹는다면 알코올과 아세트아미노펜이 동시에 간에 부담을 주는 격이므로 절대 같이 복용하면 안 됩니다. 또 타이레놀이 위장 장애가 적다고 해서 장기 처방하는 의사도 있습니다. 이런 처방은 위장 장애는 적을 수 있겠지만 간 기능에 문제를 일으킬 수 있으니 좋은 처방은 아니라는 생각이 듭니다.

타이레놀은 POX를 억제하니 두통과 해열에 좋은데, 더불어서 COX를 억제하는 부루펜을 교차로 먹는다면 시너지 효과가 나겠지요. 성인들도 부루펜 400mg 두 알을 먹는 것보다는 타이레놀 500mg 한 알과 부루펜 400mg 한 알을 함께 먹는 방법이 부작용도 줄이고 효과도 더 좋다고 합니다. 한 가지 효소를 고용량의 약물로 억제하는 것보다는 적당한 약물 농도로 두 가지 효소를 억제하면 효과는 증가하고, 부작용은 감소하기 때문입니다.

아기가 열이 안 내릴 때는 엄마들의 가슴도 바싹 타들어 가는데요. 특히 아기들은 밤에 열이 막 오릅니다. 이럴 때를 대비해서 빨간색 시럽과 파란색 시럽 두 가지를 준비해놓고 한 가지를 먹여서 열이 잘 안 내리면 2~3시간 뒤에 교차 복용시키는 엄마들이 많습니다. 아세트아미노펜 계열과 부루펜 계열의 약물입니다. 최근에 아세트아미노펜 시럽에 문제가 생겨서 회수되는 일이 있기는 했지요. 두 가지를 교차로 먹이는 방법이 어느 정도 합리적이라고 할 수 있습니다. 하지만 열이 오른다고 무조건 해열제를 먹이기보다는 미지근한 물을 충분히 먹이고 이불을 덮어주고 땀을 내게 하여 자연스레 열을 내리게 하는 방법이 좋다는 의견도 많습니다. 지나치게 해열진통제를 먹이면 아이들의 면역력이 떨어지면서 백혈병 같은 질환의 원인이 되기도 한다는 의견도 있으니 현명한 엄마들의 지혜가 필요합니다.

타이레놀 500mg과 650mg 서방정의 차이점을 잘 모르는 분들도 많습니다. 500mg은 바로 흡수되어서 빨리 배설됩니다. 급한 통증과 열을 내리려면 500mg을 한두 알 복용하면 됩니다. 650mg 서방정은 절반은 바로 흡수되고, 절반은 천천히 방출되는 공법으로 만들어진 약입니다. 그러므로 효과가 나는데 시간이 좀 더 걸릴 수 있겠지요. 하지만 일정 시간 동안 똑같은 농도로 방출되므로 지속 효과가 있습니다. 650mg 서방정이 6정으로 포장된 까닭은 먼저 먹은 약의 효능이 아직 발휘되고 있는데 또 먹으면 간에 부담을 주므로 하루 두 알씩 세 번만 먹으라는 뜻으로 그렇게 포장된 것입니다. 이 특성을 잘 파악하여 복용하시기 바랍니다.

진통제를 먹으면
왜 붓는 걸까?

타이레놀 같은 아세트아미노펜 성분은 위장 장애가 별로 없는 반면, 부루펜 같은 소염진통제는 위장 점막을 얇게 하여 위장 장애가 있습니다. COX 효소는 COX-1과 COX-2 두 가지 유형이 있습니다. COX-1은 인체의 모든 구성 세포에 있는 효소인데 늘 일정량이 발현됩니다. 반면 COX-2는 염증 부위에서만 발현되는 효소입니다.

NSAID를 오래 복용하는 사람들의 위장관 부작용을 줄이기 위해 선택적인 COX-2 억제제가 개발되었습니다. 그 대표적인 약물이 쎄레브렉스(Celecoxib)입니다. 선택적 COX-2 억제제는 위장관 점막에서 점액 분비를 억제하지 않기 때문에 속 쓰림 증상은 해결되었는데, 혈관 수축과 이완의 균형을 깨기 때문에 심혈관 부작용이 생길 가능성이 큽니다.

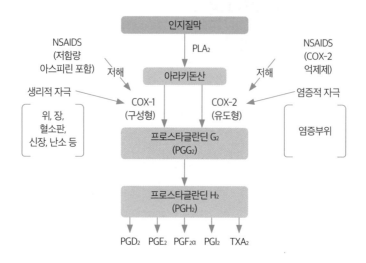

COX-1은 TXA$_2$에 의해 혈관 수축을 촉진하고, COX-2는 PGI$_2$에 의해 혈관 확장을 촉진합니다. 저용량 아스피린은 혈관 수축을 촉진하는 COX-1을 억제하는 원리로 혈전을 예방하기 위해 매일 먹어주는 것이지요.

COX-1은 신장에도 많이 분포하고 있으므로 NSAID 장기 복용은 신장에도 부정적인 영향을 미칠 수 있습니다. 신장으로 유입되는 혈관인 수입세동맥은 넓고, 나가는 혈관인 수출세동맥은 약간 더 좁아서 그 압력으로 소변을 거르게 됩니다. NSAID는 수입세동맥의 혈관을 줄이게 되므로 신장 기능이 저하되어 부종을 유발할 수 있습니다. 진통제를 먹고 붓는다고 하는 분들은 신장 기능에 영향을 받아서 그렇다고 볼 수 있습니다. 만약 ARB 계열의 혈압약까지 복용한다면 신사구체에 있는 수출세동맥의 혈관이 넓어져 사구체 내압이 감소하므로 신사구체 기능인 GFR이 낮아질 위험이 있는 것입니다. 그러니 진통제 복용을 너무 만만하게 보면 안 됩니다.

염증을 나타내는 수치 CRP의 의미

건강검진을 하면 염증 정도를 나타내는 CRP, ESR이라는 수치가 나옵니다. 그 의미를 알아두면 좋습니다.

외부에서 바이러스나 세균 등 침입자가 들어오면 인체에서는 이것을 방어하기 위해서 대응합니다. CRP(C Reactive Protein)는 C와 반응하는 단백질이란 의미인데, C는 폐렴 구균의 세포벽을 구성하는 C-polysaccharide를 말합니다. Reactive protein이란 간에서 만드는 세균을 죽이는 활성 단백질이라는 뜻입니다. 간에서 만드는 CRP에는 폐렴 구균의 C-polysaccharide와 결합하는 site가 있어 폐렴균을 사멸시킨다고 합니다. CRP는 알고 보면 응급 상황에 염증이라는 불을 끄기 위해 달려가는 구급대원입니다. 일종의 우리 몸의 방어체계라고 할 수 있는데, 염증이 심하면 CRP 수치도 올라간다는 점에서 염증의 정도를 가늠하는 것입니다.

신체가 폐렴 구균이나 다른 세균에 감염되면 감염된 조직에 있는 대식세포(Macrophage)가 여러 종류의 사이토카인을 분비하게 되는데, 이 사이토카인 중 IL-6는 간에서 CRP 생성을 자극합니다. 염증이 생겼을 때 생기는 대표적인 사이토카인이지요. 세균에 의해 감염되지 않더라도 염증에 의한 신체 손상(화상, 수술, 류머티스 등)이 있다면 간에서는 CRP를 만들어 염증에 대처하려고 하는 것입니다.

건강검진 항목에도 CRP가 있습니다.

CRP의 정상 범위: 0~0.49mg/dL
1~5: 경미한 염증이나 바이러스 감염이 있다.
5~20: 활동성 염증이나 세균 감염이 있다.
20 이상: 중증 감염이나 상해가 있다.

CRP 수치 증가는 급성 감염이나 류머티스 등의 질병이 있다는 뜻이고, 감염이 없거나 류머티스가 없다면 대부분 정상 범위 안에 들어오게 됩니다.

심혈관 질환을 나타내는
hs CRP

CRP의 측정 단위는 mg/dL이고, hs CRP의 측정 단위는 mg/L 입니다. hs CRP는 CRP보다 10배로 정밀하다고 할 수 있습니다. hs CRP는 CRP로 측정되지 않는 염증을 나타내는 수치인데, 주로 심혈관계의 질환이 있는지를 파악할 수 있습니다.

hs CRP 수치의 정상 범위: 1.0mg/L

1.0mg/L 미만: 심혈관 질환 저위험군

1.0~3.0mg/L: 심혈관 질환 평균 위험군

3.0mg/L 초과: 심혈관 질환 고위험군

CRP는 급성 염증을 나타내므로 염증 수치가 아주 높다면 고단위 항생제를 써서 빨리 염증 수치를 내려야 합니다. 하지만 hs CRP가 높아져 있는 만성 염증에는 항생제를 쓴다고 해결되지 않습니다. 급성 염증반응은 우리 몸을 지키기 위한 이로운 염증반응인데 반해, 만성 염증반응은 꾸준히 우리 몸을 망가뜨리는 나쁜 염증이라고 할 수 있습니다.

염증 수치가 높게 나와서 걱정이 되거나, 어딘가에 만성적으로 통증과 염증으로 고생한다면 NSAID나 스테로이드를 쓰는 것보다는 나노 커큐민이나 GLA40 제제를 꾸준히 복용한다면 부작용 없이 염증 수치를 낮추는 데 도움이 될 수 있습니다.

적혈구 침강 속도
ESR은 왜 높아질까?

염증의 정도를 나타내는 또 다른 수치는 적혈구 침강 속도 ESR(Erythrocyte Sedimentation Rate)입니다. 세균에 대항하기 위해 간에서 단백질을 만들기 때문에 CRP 수치가 높아지는데, 체내 염증이 있으면 ESR(적혈구 침강 속도)이 증가하게 됩니다. 적혈구 막은 약간의 음전하(Zeta potential)를 띠고 있어서 서로 반발하므로, 정상적인 경우라면 적혈구 침강 속도가 더딥니다. 혈액이 혈관 안에 가라앉으면 안 됩니다. 그런데 염증이 생기면 외부 세균이 침입했다는 뜻이기 때문에 간에서는 혈액 응고를 위해서 피브리노겐(Fibrinogen)의 합성량을 증가시키게 됩니다. 혈액에 증가된 피브리노겐이 적혈구 세포막을 감싸게 되고, Zeta potential이 사라지기 때문에 적혈구들끼리 반발력이 사라집니다. 그래서 심하면 적혈구들이 서로 엉겨 붙게 되는데, 마치 엽전을 꿴 모양과 같다고 하여 연전 현상이라고 합니다.

몸 안에 염증이 생기면 처음에는 CRP가 급격히 높아지고, 2~3일 후에는 ESR이 높아지게 됩니다. 이 2가지 수치는 염증의 정도를 나타내는 중요한 수치입니다.

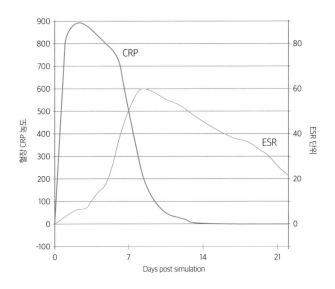

편두통이 일반 진통제로
잘 안 듣는 이유

편두통으로 고생하는 분들이 많은데, 편두통은 일반적인 두통과 발생하는 원인이 약간 다릅니다. 편두통은 수축한 혈관이 팽창되면서 욱신거리는 통증입니다. 20~30대 젊은 여성에게서 흔히 나타나지요. 우리나라에 편두통 환자가 500~600만 명 정도 되는데, 이 통계만 보더라도 꽤 많은 사람이 편두통을 앓고 있습니다.

편두통이 올 때 커피를 마시면 혈관이 수축하므로 두통은 줄어들지만, 혈중 카페인 농도가 감소하면 혈관이 다시 늘어나면서 편두통이 더 심해집니다. 결국 커피는 편두통을 악화시킨다고 할 수 있습니다. 편두통이 있다면 커피는 끊는 게 좋습니다. 카페인 성분이 들어간 진통제는 확장된 혈관을 수축시키는 효과가 있어서 잘 듣긴 하지만, 이런 약을 반복해서 복용하면 약의 내성이 생겨서 약 복용 횟수와 복용량이 늘어납니다.

편두통은 한쪽 머리 부위 통증에서 시작해서 전체 부위 통증으로 진행되기 때문에 꼭 한쪽 머리 부분의 통증을 말하는 것은 아닙니다. 맥박이 느껴지는 듯한 욱신거리는 통증이 움직이면 더 심해지고, 소화불량, 울렁거림, 구토, 어지럼증을 동반하고, 빛, 소리, 냄새에 예민해집니다. 편두통이 발생하는 원인은 정확히 알려지지 않았는데, 뇌의 기능적인 변화로 인해 신경전달물질의 농도 변화와 SNP(Single Nucleotide Polymorphysm) 즉 유전자의 다양성 때문이라고 합니다.

일반적으로 엄마나 이모가 편두통이 있으면 딸도 편두통이 생기는 경우가 많다고 합니다. 일종의 유전성이 있다는 건데요. 이것은 변이(Mutation)라고 하지 않고 SNP라고 합니다. 예를 들어 책 한 권에 수많은 단어가 있듯이 우리의 유전자 정보도 너무나 많은데요. 염색체가 가지고 있는 30억 개가 넘는 염기 서열 중 개인의 편차를 나타내는 한 개 또는 수십 개의 염기 변이를 말합니다. 아주 미세한 차이가 있는 것이지요. 보통 1,000개당 1개의 단일 염기 변이가 나타나는데 이것 때문에 발병 원인, 치료제에 대한 반응 등 개인의 차이를 가져온다고 합니다. 그 차이점이란 특정 물질이 대사가 되지 않거나, 특정 물질이 너무 많이 대사되는 것을 말합니다. KCNK18 유전자, CKIdelta 유전자의 SNP 현상이 편두통과 관련이 있습니다.

스트레스를 많이 받거나 긴장할 때 eNOS에 의해 뇌혈관이 확장되고, COX의 활성화에 의해 뇌에서 염증반응이 생기게 됩니다. eNOS와 COX가 SNP에 의해 과도하게 활성화되기 때문에 편두통이 생긴다고 합니다.

커큐민(Curcumin), 아스타잔틴(Astaxanthin)은 BBB를 통과해서 COX와 eNOS 유전자 발현을 억제할 수 있다고 합니다. 커큐민은 후성유전을 조절하는 데 도움이 되는 천연물입니다. 유전자의 SNP 현상을 조절해주는 물질이라고 할 수 있습니다. 게다가 NF-kB를 억제하는 효과가 크므로 뇌 속의 염증반응을 가장 확실히 잡아줄 수 있는 천연물이라고 생각합니다.

오메가3와 나노 커큐민은 COX-2와 eNOS를 만드는 mRNA를 하향 조절(Down regulation)시킴으로써 편두통의 횟수, 편두통이 나타나는 시간, 편두통의 심한 정도를 줄일 수 있습니다. 이 뜻은 COX-2와 eNOS가 잘 만들어지지 않는다는 말이고, 커큐민과 오메가3, NF-kB는 COX-2와 eNOS가 핵 안으로 들어가는 것을 억제한다는 뜻이니 편두통에 도움이 될 것입니다. 치매, 편두통 등 뇌신경 질환을 예방하고 치료하는 핵심 영양소로 BBB를 통과할 수 있는 나노 커큐민과 오메가3 조합이 가장 좋다는 생각이 듭니다.[1]

---

1   출처: Korean Circulation J 2006;36:482-489

류머티스 관절염을 나타내는 수치
항CCP 항체, RF(류머티스 인자)

류머티스 관절염은 한국인의 1% 정도는 앓고 있는 대표적 만성 염증성 자가면역질환입니다. 골관절염은 관절 부위를 많이 사용해 연골이 닳으면서 생깁니다. 하지만 류머티스 관절염은 과도한 면역 활성 때문에 자가 항체가 생긴 자가면역질환입니다. 골관절염은 아침에는 좀 덜 아프고 점심, 저녁으로 갈수록 더 아프다고 느낍니다. 반면 류머티스 관절염은 조조강직이 일어나고 오후가 되면 차차 부드러워져서 움직임이 나아집니다. 골관절염은 한쪽 다리가 더 많이 아플 수 있지만 류머티스 관절염은 양쪽이 대칭적으로 같이 아픈 특징이 있습니다. 류머티스성 관절염(Rheumatoid arthritis)에서 'rheuma'는 '흐른다'는 의미인데요. 한쪽 관절에서 생긴 류머티스가 반대쪽에도 전달되어서 좌우 대칭형으로 염증이 생기게 됩니다.

류머티스 관절염이 생기는 근본 원인은 염증성 프로스타글란딘 PGE_2 때문입니다. IL-1, IL-6와 같은 염증성 사이토카인의 생성량이 늘어나서 류머티스가 악화됩니다. 류머티스 관절염은 면역질환으로서 Th17이 과도하게 활성화되었을 때 생기게 되는데요. Th17은 파골세포(Osteoclast)의 활성을 높여 관절을 파괴하는 것입니다.

류머티스 관절염의 예측 및 진단의 유용한 검사
❶ 류머티스 인자(Rheumatoid factor)
❷ 항CCP 항체

류머티스 관절염의 원인에는 환경적인 원인과 유전적인 원인이 있습니다. 환경적인 원인으로는 흡연과 바이러스나 세균의 감염입니다. 이런 환경적인 원인은 관절 성분인 2형 콜라겐을 구성하고 있는 아르기닌(arginine)을 시트룰린(citrulline)으로 변하게 한다고 합니다. 유해 환경이 단백질 조직을 변형시키는 것입니다. 아르기닌에서 탈아미노 반응이 일어나면 시트룰린으로 변하게 됩니다. 그러면 시트룰린은 구아닌과 결합하고, 아래 시스테인끼리 disulfide linkage를 형성하는데, 이것을 CCP라고 합니다.

CCP의 형성(cyclic citrullinated peptide)

L-아르기닌 → (PAD) → L-시트룰린

시트룰린 — G ... (디설파이드 결합)

정상적인 사람은 CCP가 생겨도 면역 관용을 일으켜서 별문제가 되지 않습니다. 하지만 HLA DR4, HLA DR1 유전자를 가진 사람은 이것을 이물질로 생각하고 과잉 면역반응을 나타냅니다. CCP라는 이 물질이 체내에 들어온 격이니 수지상세포가 파악하여 Th0 세포에게 보고합니다. 곧이어 B세포에서는 형질을 분화하고, 형질세포는 항체를 만드는데 바로 항CCP 항체입니다. 이렇게 항CCP 항체의 양을 체크해서 류머티스가 있는지 판단하게 됩니다.

류머티스 관절염은 활막(Synovial membrane)에 만성 염증이 생겨서 질병이 발생합니다. 활막 밖을 감싸고 있는 조직은 섬유소(Fibrous) 조직이고, 활막 안에는 활액(Synovial fluid)이 있습니다. 활액은 연골에서 생성되지 않고 활막에서 생성됩니다. 활액은 뼈의 말단을 덮고 있는 연골을 보호하기 위해서 존재합니다.

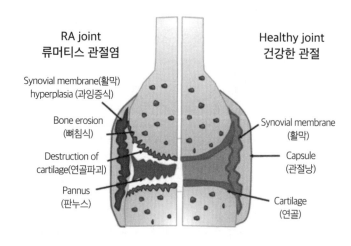

활막(Synovial membrane)은 FLS(Fibroblast like synoviocyte)와 Macrophage like cell로 구성되어 있습니다. FLS는 활액에 윤활 물질인 히알루로난(Hyaluronan)과 루브리신을 합성해 분비하게 됩니다. Macrophage like cell은 마찰로 인해 관절 활액에서 생성되는 부스러기를 먹어 치우는 세포입니다. 관절에 윤활 물질이 나와서 부드럽게 할 뿐만 아니라 관절의 부스러기조차 먹어 치우는 세포가 있다니 참 신기하지요? 류머티스 관절염을 일으키는 열쇠 역할을 하는 것이 FLS입니다.

류머티스 관절염 환자가 손가락 관절이 붓는 이유는 활막을 구성하는 FLS가 과증식(Hyperplasia)하기 때문입니다. 한쪽 관절에 비정상적인 FLS가 생기면 이 FLS는 혈류를 타고 이동해 반대편 관절에 정착해서 똑같은 반응을 일으킵니다. FLS가 증식하면 RANKL, 프로테아제(Protease) 등을 분비해서 뼈와 관절 연골을 녹입니다. 그 정도가 심하면 1년 안에 관절을 망가뜨리는 무서운 질병입니다.

FLS가 증식하는 이유는 T세포(Th17과 Th1, Th2)가 분비하는 IFN-감마와 IL-17, 마크로파지(Macrophage)가 분비하는 TNF-알파, IL-1, IL-6와 같은 염증성 사이토카인들이 FLS의 증식을 유도하기 때문입니다. 관절 활막을 증식시키는 인자는 면역세포가 만드는 과도한 사이토카인이라고 할 수 있습니다.[1]

급성 염증은 호중구가 주연이고, 만성 염증은 대식세포(Macrophage)가 주연입니다. 마크로파지 M1 type이 염증반응을 일으킨 뒤에 마크로파지 M2 type이 다시 회복시켜 줍니다. 대부분의 염증반응은 나중에는 다시 회복되는 것입니다. 그런데 만성 염증의 상태는 마크로파지 M1 type만 활성화되고 M2 type은 활성화가 안 되므로 회

---

[1] 출처: Osteoarthritis Cartilage. 2003 Sep;11(9):681-7

복이 안 되고, 염증반응의 결과 조직이 파괴되거나 섬유화됩니다. 만약 M1을 M2로 바꿀 수 있으면 염증성 사이토카인을 줄일 수 있고, 류머티스 관절염의 치료약물인 NSAID, 스테로이드(Steroid), DMARD 등을 조금이나마 줄일 수 있습니다.

고순도 GLA40을 류머티스 환자에게 사용한다면[2]
❶ 염증성 프로스타글란딘 억제
❷ 염증성 류코트리엔 억제
❸ 염증성 사이토카인 억제
❹ 마크로파지 M1을 M2로 변경하여 관절이 파괴되는 현상 예방에 도움을 줍니다.

류머티스 관절염에 도움을 주는 영양소 요법으로 GLA40을 복용하면 항염증, 조직 수복이 잘 됩니다. 아라비녹실란 제제를 먹어주면 면역력을 조율하여 사이토카인의 과잉분비를 조절하는 데 좋습니다. 질 좋은 포스트바이오틱스를 복용하면 장 기능을 개선해주면서 면역력을 높여줄 것입니다.

LPS는 장내 악성 유해균인 그람 음성균에서 만들어내는 내독소

---

2   출처: Nutrients 2017, 9(4), 325

(endotoxin)입니다. 장내 세균총의 균형이 맞지 않는다면 염증이 더욱 활성화됩니다. 그러므로 모든 염증성 질환에 질 좋은 유산균을 먹어줄 필요가 있습니다.

한 가지 더 류머티스를 체크하는 수치가 있는데요. 바로 류머티스 인자 RF입니다. 항CCP 항체는 IgG항체 형태로 한 개로 구성 (Monomer)됩니다. 그런데 RF는 IgG가 5개 합쳐진 펜타머(Pentamer) 입니다. 이것은 IgM 항체입니다. 류머티스는 단지 관절 부위에만 타격을 주는 것이 아니라 전신에 영향을 미치게 됩니다. 관절 활막이 망가지고, 뇌에서 발열이 생기고, 피부에 결절이 생기고, 근육이 손상되고, 간과 혈관도 손상이 되는 무서운 질환입니다. 간에서는 Hepcidin이 분비되어 철분의 흡수를 방해하므로 철분 보충보다는 염증을 억제하는 것을 우선으로 해야 합니다.

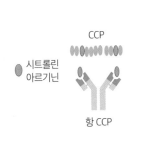

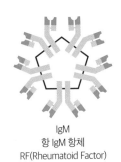

만성 염증은 오랜 시간에 걸쳐서 일어나는 염증반응으로 조직을 섬유화시켜 기능을 잃게 합니다. 이것은 몸에 나쁘고 주로 대식세포가 관여하는 염증반응입니다. 만성 염증은 hs CRP로 측정할 수 있습니다. 만성 염증은 조직 손상과 회복 과정이 동시에 일어나기 때문에 올바른 조직 복구가 일어나기 어렵습니다. 섬유화(Fibrosis)가 일어나면 조직이 두꺼워지고 콜라겐 층이 침착되면서 점점 그 기능을 잃어가게 됩니다. 이렇게 되도록 방치하지 말고 GLA40으로 예방해보세요.

나의 몸을 나 스스로 공격하게 되는 것이 자가면역질환입니다. 이렇게 되기까지는 수많은 스트레스에 시달렸을 것이고 그 결과로 면역 시스템이 망가진 것입니다. 물론 유전적인 원인도 많이 작용했을 것입니다. 병이 나으려면 먼저 마음을 편안하게 하는 것이 급선무입니다.

부작용 없이 스트레스를 줄여주면서 마음을 편안하게 도와주는 고순도 홍경천이 포함된 제품을 복용한다면 스트레스가 줄어들고 숙면하게 되므로 면역력의 불균형이 줄어들 것으로 생각합니다. 가능하면 천연 영양소 유래 영양소를 통해 어려운 면역질환인 류머티스도 극복해보시기 바랍니다. 류머티스는 전문약을 우선적으로 복용하고 영양소 요법은 보조로 하는 게 좋습니다.

류머티스에 걸리면
왜 어지러울까?

류머티스에 걸리면 혈액이 부족해지기 쉽습니다. 이것은 다음 4가지와 관련성이 있습니다.

❶ 만성 염증 질환에 의한 빈혈

❷ 용혈성 빈혈

❸ 철 결핍성 빈혈

❹ 거대적혈모구 빈혈

❶ 만성 염증 질환에 의한 빈혈

이 증세는 첫째, 신장에서 에리트로포이에틴(Erythropoietin)의 생산을 억제하게 됩니다. 둘째, 위장관에서 철분의 흡수를 저해하고, 체내 저장된 철분의 사용을 억제하기 때문에 빈혈이 생기게 됩니다. 만성 염증은 hepcidin이란 물질을 분비하기 때문입니다.

❷ 용혈성 빈혈

이 증세는 자가면역질환으로 체내 존재하는 건강한 적혈구가 파괴되기 때문에 빈혈이 생기는 것입니다. 제2형 면역 과민반응에 속합니다. 류머티스 관절염도 자가면역질환이므로 용혈성 빈혈도 생길 수 있겠지요. 이러한 사람들은 적혈구의 수명이 짧아집니다.

❸ 철 결핍성 빈혈

이 증세는 류머티스 환자가 NSAID를 복용하기 때문에 위장관 출혈로 인해 생길 수 있습니다. NSAID는 프로스타글란딘을 억제하므로 위장에 문제를 일으키기 쉽지요. 그런데 GLA40을 복용한다면 프로스타글란딘(PGE₁) 생성을 유도하므로 염증을 억제할뿐더러 위장도 보호하게 됩니다. 그러므로 NSAID를 장기 복용할 경우에는 위장약도 복용하면서 철분제와 GLA40까지 챙겨 먹으면 참 좋을 것 같습니다. 철분제는 위장 장애 없는 헴철을 선택하는 것이 필수일 것입니다.

❹ 거대적혈모구 빈혈

이 증세는 엽산과 비타민B12 부족과 관련이 있습니다. 적혈구는 성장 과정에서 핵이 빠져나오면서 성숙한 적혈구가 만들어지는데요. 엽산과 비타민B12가 부족하면 핵이 빠져나오지 못하고 거대 적아구가 되어서 산소를 나르는 기능을 하지 못하게 됩니다.

　류머티스 환자가 복용하고 있는 DMARD인 메토트렉세이트 (Methotrexate)는 엽산의 흡수를 방해하는 기전을 가진 약입니다. 전문약과 더불어 엽산을 같이 챙겨 먹는 것이 좋습니다. 또 한 가지 꼭 추가해야 할 영양소로는 비타민D가 있습니다. 비타민D는 칼슘의 흡수를 도와주고 면역력 활성에 필수적인 영양소로서 류머티스에는 5,000IU 정도 고단위로 복용한다면 시너지 효과를 기대할 수 있습니다.

괴로운 아토피성 피부염도
좋아질 수 있다

아토피 피부염은 주로 아이들에게 생깁니다. 소아의 약 10~20%
가 아토피로 고생하는데요. 특히 3세 미만에서 가장 많이 발생합니다.
성인들의 유병률은 1~3%이지만, 요즘엔 더 높아져서 3~7%에 이른다
고 합니다.

과거 60~70년대에는 아토피 피부염을 앓는 아이들이 적었습니다.
하지만 산업이 발달하는 국가일수록 아토피 피부염이 늘어납니다. 중국
도 산업화가 진행되면서 아토피 환자가 증가 추세를 보이고 있습니다.

아이들에게 아토피 피부염이 잘 생기는 이유를 설명하는 위생가설
이 있습니다. 요즘에는 아이들이 콘크리트 바닥에서 생활하여 흙을 만
질 기회가 거의 없습니다. 과거에 흙을 만지고 약간 불결한 환경에서 자
라온 사람들은 세균에 대한 면역력이 생겨 Th1이 높아져 있습니다. 하

지만 세균이 적은 청결한 환경에서 자라나는 요즘 아이들은 Th1이 상대적으로 낮아져 있으므로 Th2가 높아집니다. 그 결과로 아토피, 알러지가 더 많아진다는 이론이 위생가설입니다.

요즘 아이들에게서 아토피가 증가하는 이유는 여성의 결혼 연령이 높아졌기 때문입니다. 과거에는 30세가 되기 전에 결혼해서 출산했다면 요즘에는 30대를 훌쩍 넘겨 결혼하는 여성이 늘고 있습니다. 그런 이유로 자연분만의 가능성이 자꾸 줄어들고 제왕 절개로 출산하게 됩니다.

아기가 자연분만으로 출산하는 과정에서 엄마의 질 속에 있는 유산균에 접종된다고 합니다. 엄마로부터 물려받은 유산균이 아기의 면역력을 형성하는 중요한 역할을 하는 것입니다. 만약 임신한 엄마가 좋은 유산균을 챙겨 먹는다면 아기에게 좋은 유산균주를 물려줄 확률이 높아집니다.

반면에 제왕 절개로 태어난 아기는 출산할 때 엄마의 유산균 샤워를 하지 못하고 태어납니다. 거기다가 모유 수유도 안 한다면 아기의 면역력은 더욱 떨어질 수밖에 없습니다. 모유 속에는 천연 면역 성분들이 다량 함유되어 있습니다. 산모가 미역국을 충분히 먹는다면 모유가 더욱 잘 나오게 도와줍니다. 요오드가 분비샘을 촉진해주거든요. 또 모유 속의 요오드가 아기의 두뇌를 총명하게 해주고, 천연 살균 효과도 있습니다.

대부분의 면역력은 Th1:Th2=6:4로 균형을 이루고 있습니다. 세균에 대한 면역력은 Th1의 역할이 중요하고, 환경 독소에 대한 면역력은 Th2 역할이 더 중요합니다. 그런데 임신하면 Th1이 태아를 공격할 확률이 높아지므로 산모의 면역력 균형은 Th1:Th2=4:6으로 역전됩니다. Th2가 오히려 높아진 상태에서 출산하는 아기가 제왕 절개로 분만된다면 아토피가 생길 확률이 더욱 높아지는 것입니다.

아기에게 아토피가 자주 발생하는 또 다른 원인은 피부 과립층에 있는 필라그린층의 발달이 늦어 각질층이 얇아져 있기 때문입니다. 면역력의 불균형, 위생가설, 필라그린층 미발달 등으로 아기가 아토피가 잘 생긴다고 생각됩니다.

이것을 예방하기 위해서 될 수 있으면 자연분만, 모유 수유를 권장하고요. 아기들에게 유산균, 오메가3, GLA 등의 영양소를 먹이면 도움이 됩니다. 또 Th2 쪽으로 기울어진 것을 면역력 조율을 통해 바로잡는 베타글루칸이나 아라비녹실란 제제도 도움이 됩니다.

서양 사람이
때를 밀면 안 되는 이유

피부의 구조를 살펴보면 가장 밑에 뼈가 있고, 그 위에 근육, 그 위에 피하지방이 있습니다. 피하지방 위에는 진피, 표피, 각질층으로 이루어져 있습니다. 각질층 밑에 있는 과립층에서 필라그린(Filaggrin)이 만들어집니다. 필라그린이 각질층으로 이동하면 케라틴과 필라그린이 결합하면서 각질층이 탄탄해지는 것입니다.

그런데 아토피 피부를 관찰하면 필라그린층이 매우 얇아져 있습니다. 정상 피부와 비교할 때 아토피성 피부염을 앓는 피부 조직이 매우 느슨해져 있는 것입니다. 그 이유는 필라그린 단백질이 부족하기 때문입니다. 정상적인 피부는 표피의 과립층에서 필라그린 단백질이 생성되어 각질층을 튼튼히 하고 보습작용을 합니다. 그런데 필라그린 유전자 변이를 가진 사람은 필라그린 단백질이 생성되지 않아서 피부 장벽이 약하기 때문에 외부균과 이물질이 피부 점막으로 침투해서 아토피가 생기게 됩니다.

면역 불균형(Th2>Th1)은 케라티노사이트를 자멸사시켜 필라그린(filaggrin) 단백질 합성을 줄인다

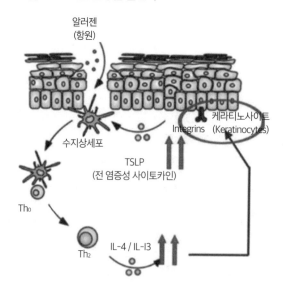

필라그린 유전자는 변이 확률이 높다고 하는데요. 한국인 중에는 10~13%의 변이가 있고, 중국인은 약 30%, 일본인은 약 25% 정도의 변이가 있다고 합니다. 그런데 북서유럽 백인 중에는 약 40%가 필라그린 변이가 있다고 하니 그만큼 피부 각질층이 두껍지 못하고 거친 피부를 가지고 있는 것입니다. 우리나라 사람들은 목욕탕에 가서 이태리타월로 때를 말끔히 밀어야 시원하다고 하고, 일주일 지나서 또 때를 밀지만, 필라그린 변이가 있는 백인들은 각질층이 매우 얇아서 때를 밀 수가 없습니다.

이렇게 각질층이 얇으면 알러젠이 유입되기가 쉽습니다. 즉 피부가 외부 이물질로부터 지켜내는 방어벽이 매우 얇은 것이지요. 필라그린 유전자 변이가 없는 사람도 알러젠이 피부 안으로 유입되면 Th2가 과활성화되고, 염증성 사이토카인 IL-4, IL-13이 분비되면서 케라티노 사이트(Keratinocyte)가 자멸사(Apoptosis)하기 쉽다고 합니다.

그런데 필라그린 단백질이 코점막이나 기관지 상피세포에도 있습니다. 코점막이 얇아져 있는 사람은 알러지 물질이 더 잘 유입되어 비염이 생기기 쉽고, 기관지 상피세포에 필라그린 변이가 있는 사람은 알러젠의 유입이 잘 되어서 천식이 일어날 것입니다. 그러므로 아토피나 비염, 천식을 고치려 한다면 필라그린 단백질이 잘 복구되도록 도와야 점막이 튼튼해져서 증상이 호전될 수 있습니다. 이렇게 세포막의 염증을 가라앉혀주고 건강한 조직으로 회복하는데 GLA40이나 콜라겐을 쓴다면 굉장히 도움이 됩니다.

나이가 어릴수록 아토피 피부염이 많은데요. 아토피 피부염과 천식은 10세 전후로 급격히 감소하고 알러지성 비염은 5세부터 증가하여 성인들에게 더 많이 발생합니다. 아토피 피부염은 Th2가 Th1보다 증가하여 면역이 불균형 상태가 된 것입니다. 그리고 염증 상태일 때 증가하는 면역세포인 Th17이 조절 면역세포인 Treg보다 활성화되어 있습니다.

아토피 피부염에 많이 사용되는 스테로이드 제제는 IL-4, IL-13의 생성을 억제하는 기전을 가진다고 합니다. 하지만 장기간 사용하면 피부가 위축되고 모세혈관이 확장되는 부작용이 있습니다. 특히 스테로이드제가 함유된 연고를 많이 바르면 피부가 발갛게 변해버리는 사람이 많습니다. 면역억제제인 사이클로스포린은 Th2 세포의 증식을 억제하므로 IL-4, IL-13의 농도를 줄이지만 신독성이 있으므로 3개월 이내로 단기간 투여가 원칙입니다.

중증의 아토피 피부염 환자에게는 듀피젠트(듀필루맙), 졸레어(오마리주맙) 등을 투여합니다. 듀필루맙(Dupilumab)은 B-세포에 있는 IL-4와 IL-13의 수용체를 차단함으로써 B-세포가 IgE 항체를 생산하지 못하게 하는 약물입니다. 오마리주맙(Omalizumab)은 IgE 항체에 대한 항체로서 IgE 항체가 비만세포에 결합하지 못하게 하는 약물입니다. IgE 항체가 비만 세포막에 결합하지 못하면 히스타민이 분비되지 않습니다. 이 두 가지는 무척 비싼 약물입니다. 이 두 가지 항체 치료제와 항히스타민제, 스테로이드제, 면역억제제 등이 아토피 피부염 치료에 사용되고 있습니다.

아토피성 피부염을 잘 가라앉히려면 필라그린이 얇아지고 염증 상태에 있는 세포막을 교정하기 위해 GLA40을 복용하는 게 좋습니다. GLA40은 염증성 사이토카인 IL-4와 IL-13을 줄이는 데 도움을 줍니다. 또 비타민D 고단위를 투여하면 Th17과 Treg의 균형을 잡아주므로 아토피 피부염에 꼭 필요한 영양소라고 할 수 있습니다. 면역의 불균형을 조절하기 위해 아라비녹실란 제제나 베타글루칸을 복용하면 도움이 될 것입니다. 아라비녹실란도 IL-4와 IL-13을 줄이는 데 도움을 줍니다.[1]

장 누수가 있어서 장 내벽 틈으로 글루텐이나 유해균, 환경 독소들이 유입되면 아토피를 유발하게 되므로 악성 유해균을 퇴치하는 데 도움을 주는 박테리오신이 함유된 유산균 생성물질이나 프로바이오틱스도 꼭 써주는 것이 좋습니다. 유해균이 어느 정도 사멸되었다면 균체 성분이 더 많이 함유된 분말형 포스트바이오틱스로 꾸준히 돌보아주는 것이 좋습니다. 균체 성분은 면역력을 높이면서 장 기능을 정상화하므로 아토피성 피부염에 매우 탁월한 제품입니다. 아토피 피부염뿐만 아니라 모든 질병을 고치려면 장 기능 정상화가 기본입니다. 그리고 가장 중요한 것은 아토피를 유발하는 패스트푸드나 밀가루 음식 등을 제한하고 집밥을 먹는 게 좋고, 찬 음료수를 피하고 따뜻한 물을 많이 섭취해야 합니다.

---

1   출처: Adv Ther. 2014;31(2):180-188

아토피와 노인 피부 건조증을
해결해주는 GLA40

아토피 피부는 건조하고 가렵습니다. 이런 아토피 피부염이나 노인성 가려움증에 GLA40을 먹어준다면 통증과 염증을 동시에 잡아주면서 피부를 촉촉하게 해주니 도움이 될 것입니다.

다음 내용은 분당 시민의 약국 김재영 약사님의 치험례인데요. 아토피로 고생하는 아기에게 적용한 사례입니다. 아기들은 캡슐을 터트려서 먹게 하면 되는데, 2일에 한 캡슐을 먹이셔도 좋습니다.

> ✚ 약국 사례
>
> 지인분의 만 4세 손자가 2022년 8월경부터 아토피가 발병했습니다.
> 2022년 12월 8일부터 베타칸 1/2포 하루 2회, 투윅스 1/2포 하루 2회

복용했습니다.

파이토 101에서 10일 전 GLA40 100까지 추가했습니다.

(면역증강제+유산균 생성물질+식물성 오메가3)

GLA40을 추가하고 나서 10일간 명현반응이 있었습니다. 먹고 나서 얼굴이 발갛게 달아오르다가 3시간 뒤 다시 원래대로 돌아왔습니다. 명현반응인 것 같아 계속 먹이셨다고 하셔서 잘하셨다고 말씀드렸습니다. 이지향 약사님의 강의를 들은 대로 피부, 소변, 대변으로 독소가 배출되고 있는 것이고 좋은 반응이었습니다. 워낙 강력한 항염증 성분이 들어있어서 그렇다고 말씀드렸습니다. 그전부터 조금씩 피부가 깨끗해졌는데 지금 몸 피부 쪽이 열흘 전보다 많이 좋아졌다고 하시네요. 목, 얼굴은 아직 그대로긴 하고요. 밤 가려움증은 아직입니다. 하여간 GLA40이 정말 고순도인 것 같네요. 명현반응까지 나타나니까요. 다음에 사진으로 비교해드리겠습니다.

두 달 전부터 GLA40 100을 2주 했다가 이틀에 한 번으로 줄였고요. 우선 밥을 잘 먹어 영양 상태가 좋아졌고 밤 가려움증은 시간이 더 지나 봐야 좋아질 것 같습니다. **몸 피부가 매끈매끈해졌다고 하고 얼굴은 벌건 쪽에서 조금씩 희게 되는 것 같네요. 아토피가 생각보다 시간 여유가 많이 필요한 질환인 것 같습니다.** 그래서 인내심을 가지고 드려야 될 것 같습니다.

아기들이 아토피를 앓으면 정말 안타까운데요. GLA40을 복용하면 이처럼 좋아지는 치험례가 올라옵니다. 아토피를 치료하는 것은 어려운 일이지만 특히 아이들에게 독한 스테로이드를 먹이지 않고서 점차 좋아진다면 다행이라고 생각합니다.

영양소 요법은 사람마다 반응하는 속도가 다를 수 있습니다. 목표로 하는 곳이 금방 좋아지지 않는 이유는 영양소가 가장 필요한 곳에 먼저 쓰이고 점차 겉의 증상까지 좋아지기 때문입니다. 그 사람의 기본적인 체력이 약하거나 위, 장, 간 등 기능이 약해져 있다면 시간이 더 걸릴수 있습니다. 하지만 꾸준히 믿음을 가지고 좋은 영양소를 투여한다면 개선될 확률이 높습니다.

또 노인들은 피부 가려움증으로 고생하는 경우가 많은데요. 특히 가을, 겨울 등 건조한 계절에 그런 분들이 많습니다. 노인들은 목욕 후 온몸에 보디로션을 발라도 가렵다고 하지요. 피부과에서 받아온 연고를 발라도 잘 안 낫는다고 하십니다. 세포막 자체가 너무 얇기 때문이고 세포 안에 수분량이 줄어들어서 그런 것입니다. 건강한 개는 코가 촉촉합니다. 병들면 코가 말라버리지요. 우리 사람의 몸 조직도 수분이 충분해야 그 안에서 영양소들이 들락날락하고 신진대사가 잘 됩니다. 건조하면 그 세포의 기능을 잃어버리고 쪼그라들게 되지요.

세포를 건조하지 않게 하기 위해서는 충분한 미네랄 복용이 중요합니다. 미네랄은 삼투압 조절을 하여 세포 내외의 수분을 적당량 머금게 도와주기 때문입니다. 만약 위장이 약해서 정제로 된 미네랄 복용이 꺼려진다면 액상형으로 된 미네랄 제제도 많이 나오므로 이런 제품을 챙겨 드시고, 너무 저염식을 하는 것도 안 좋으니 적당한 나트륨 공급도 필요합니다. 거기다 GLA40을 같이 챙겨 복용한다면 세포막을 탱탱하게 만들어주고 수분을 머금게 도와주므로 노인의 피부 건조증이나 가려움증에 도움이 됩니다.

+ 약국 사례

- 군포 엘지 온누리약국 이혜숙 약사

60대 남성분이 종아리 아랫부분이 자꾸 간지럽다고 하시는데요. 약간 붉은 기도 있고, 연고를 바르면 그때뿐이라고 하십니다. 제가 건조감이 심하면 피부가 작은 자극에도 예민해진다고 설명하고 GLA40을 한 통 드렸는데요. 그걸 또 달라고 오셨어요. 효과가 있다고 하셔서 한 통 더 드렸습니다.

질 건조증으로 괴롭다면
이것을 챙겨라

갱년기가 되면 여성들은 질 건조증에 시달리기 마련입니다. 약국에서 파는 여성용 젤을 남성이든 여성이든 쑥스럽게 사 가는 사람이 많습니다. 사실 갱년기 이후 부부생활에는 이것이 필수품에 속합니다.

며칠 전 뭔가 문의하러 오신 여성분이 있었는데, 마침 소아 처방전이 들어와서 좀 시간이 걸려도 상관없냐고 물어보니 기다리신다고 하데요. 소아 약은 갈아야 하고 시럽도 따르고 좀 시간이 걸리지요. 사람들이 모두 간 후에 여성분이 저에게 살짝 물어봅니다. 그 제품 좀 달라고요. 그래서 이 제품은 갱년기 이후에 누구에게나 필요한 만큼 너무 창피하게 생각하지 마시고 여성용 젤을 달라고 하시라고 말씀을 드렸습니다.

갱년기 증상인 안면 홍조나 야간발한 외에 질 건조 현상도 염증성 프로스타글란딘 PGE₂ 때문에 생깁니다. 질 건조증에도 GLA40이 무척 도움이 됩니다.

50대 중반의 여성분은 폐경이 되면서 질 건조증이 심해졌고 그 부위가 따갑고 화끈거리고 아파서 병원 처방을 받아 항생제를 한 달 이상 복용해봤지만 개선의 기미가 보이지 않았다고 합니다. 갱년기 증상이 심하게 온 경우이지요. 약을 떼면 다시 재발했다고 합니다. 가끔 가렵기도 해서 질 유산균도 복용 중이었어요.

폐경이 되면 질 분비물이 적어지고 방어막 역할을 잘 못하게 되므로 항문의 대장균이 질이나 요도로 유입되면서 방광염과 질염이 생기기 마련입니다. 그리고 여성호르몬이 적어지면서 여기저기 신체통에 시달리게 되지요. 그래서 제가 GLA40을 하루 한 캡슐씩 드시라고 했는데, 일주일이 안 되어서 건조증이 상당히 좋아지면서 염증과 통증도 많이 개선되었다고 합니다. 생각보다 빠른 반응에 저도 좀 놀랐습니다. 자궁과 유방에도 항염증 작용을 하는 감마리놀렌산이 여성에게 참 좋다는 생각이 들었습니다.

사실은 체질상 양인에 속하는 저도 항상 건조증에 시달리는 편인데, 겨울철에는 핸드크림은 물론 발에도 크림을 발라야 갈라지지 않습니다. 최근에 집중해서 뭘 하느라 하루에 커피를 두 잔씩 마셨더니 더욱 건조해져서 급기야 코점막이 마르면서 코딱지가 완전히 말라붙고 어느 날은 코에서 피떡까지 생기더라고요. 때마침 GLA40이 출시되어 저도 하루에 한 캡슐씩 먹어보니 일주일이 안 되어서 딱딱하던 코딱지가 부드러워지더니 이제는 코점막이 촉촉해졌습니다. 거기다가 하루에 커피를 두 잔씩 안 마셔도 피곤하지 않고 결리던 어깨도 시원해졌습니다.

GLA40은 우리 몸에 좋은 기름인데요. 감마리놀렌산은 오메가6 계열이지만 항염증 작용이 아주 강합니다. 그러면서 세포막을 촉촉하게 만들어주니 우선 피부가 좋아집니다. 콜라겐 층이 훨씬 두터워진 듯하고 피부에 윤기가 납니다. 세포막이 탱탱해지면서 몸 안의 수분을 잘 보존해주고 염증을 가라앉힌 결과입니다. 갱년기 여성의 질 건조증에도 활용해 보면 만족할 만합니다.

갱년기 안면 홍조에도 좋아지는 것을 경험했습니다. 저는 안면 홍조가 별로 없지만, 약국 근처에 숙녀복을 판매하는 아주머니의 동생분이 오셔서 안면 홍조 때문에 힘들다고 하셨습니다. 제가 GLA40 30캡슐을 드렸는데, 한 달 후에 오셔서 제품을 복용한 지 얼마 안 되어 안면 홍조 증상이 개선되기 시작했다며 한 달분을 더 구매하셨습니다. 그래서 안면 홍조 여성들에게 GLA40을 자신 있게 권하고 있습니다.

양인은 음적인 게 좋고
음인은 양적인 게 좋다

사람의 체질에 음양이 있듯이 천연물의 성질에도 음과 양이 있습니다. 예를 들어 전칠삼 사포닌은 대표적으로 양의 기운이 강한 성질을 가지고 있는데, 막힌 혈전을 뚫어서 소통시키고, 림프 순환을 강력하게 시켜서 부기(浮氣)를 내려주는 데 좋습니다. 그래서 체질상 대사가 잘 안되어 정체되고 붓는 음인들에게 성약(聖藥)이고 계속 먹어도 좋다고 합니다. 하지만 양인들은 속에 열이 많고 건조하니 계속 먹기에는 약간 부담스럽습니다. 꾸준히 복용할 때는 2~3일에 한 번만 먹어줘도 괜찮습니다.

반면 감마리놀렌산은 대표적인 음의 성질을 가진 천연물입니다. 감마리놀렌산의 원료가 달맞이꽃 종자유나 보라지오일입니다. 해가 양이고 달이 음이라면 달을 향해 피는 달맞이꽃은 음기가 많은 식물이라고 할 수 있습니다. 분홍 달맞이꽃도 있지만 주로 노랗게 피어나고 아무

데서나 잘 자라는 꽃이지요. 보라지꽃도 역시 음의 성질을 가지고 있습니다.

남성은 양기가 강해서 외향적이고 공격적이라면, 여성은 아무래도 감싸주고 위로해주는 경향이 있습니다. 정반대인 사람도 있기는 합니다만 대체로 그렇습니다. 하여간 감마리놀렌산은 엄마의 마음처럼 상처를 싸매주고, 감싸주고, 회복하도록 도와주는 성질을 가졌습니다. PGE_1으로 염증을 가라앉히고, 건조하고 메마른 피부를 낫게 하고 촉촉하게 해주니까요. 피부가 건조해서 비늘같이 떨어지는 분이 GLA40을 하루에 두 캡슐씩 먹고는 일주일 만에 피부가 상당히 촉촉해졌습니다. 늘 건조증에 시달리는 저도 GLA40을 하루 한 알 복용 중인데, 어쩐지 얼굴이 젊어 보이니 자꾸 거울을 보게 됩니다. 오랜만에 방문하신 할머니께서 엄청 젊어 보인다고 하셔서 기분이 좋더라고요.

음양의 균형이 맞아야 모든 질서가 잡히고 안정이 되듯 우리 몸의 양기와 음기도 균형이 맞아야 건강하고 소통이 잘 됩니다. 양기가 강한 사람에게는 음적인 성분의 제품이 도움을 주고, 저 같은 양인에게는 감마리놀렌산이나 콜라겐, 오메가3, 돼지 혈액으로 만든 헴철, 칼슘, 마그네슘 등의 미네랄, 홍경천 제제 등 조열(燥熱)을 꺼주고 촉촉하게 만드는 제품이 좋습니다. 반면 음적인 사람에게는 양기를 가진 인삼, 전칠삼, 말 비장으로 만든 페리친 제제 등이 더 도움이 됩니다. 그러나 보통의 사람들은 음기와 양기가 모두 필요하므로 적절한 균형을 맞추어 영양소를 투여하면 됩니다.

- 서울 관악구 엘림약국 박영미 약사

80대 할머니가 헴철을 드시고 어지러운 게 좋아졌다고 하셨습니다. 그러면서 다리가 무겁다고 하셔서 전칠삼 액상 제제 한 통을 MSM과 같이 드렸습니다. 그런데 한 시간 동안 기침을 하신다 해서 반품을 받고 미네랄로 바꿔 드렸어요.

제 생각에 이 할머니의 체질은 양기가 많고 점막도 매우 건조한 상태인 것으로 보입니다. 전칠삼이 순환을 잘 시키면서 정체된 수분도 배출시키는데, 이 할머니의 경우에는 워낙 점막이 메마른 상태에서 수분 배출을 시키는 전칠삼 사포닌을 드시고 인두 쪽 점막이 더욱 건조해져서 기침이 난 것 같아요. 이 제품을 반품받고 상대적으로 열을 꺼주면서 수분을 세포 안에 머금게 해주는 미네랄 제제로 잘 바꿔 드린 것 같습니다. 하지만 약성이 강하지 않고 온화한 성질을 가진 천연물도 많아요. 대개의 영양소는 체질을 굳이 따지지 않고 복용해도 상관없습니다.

4장

막힌 곳을 뚫어야 염증도 뚫린다

- 전칠삼 순수 사포닌 10% 제품의 활용

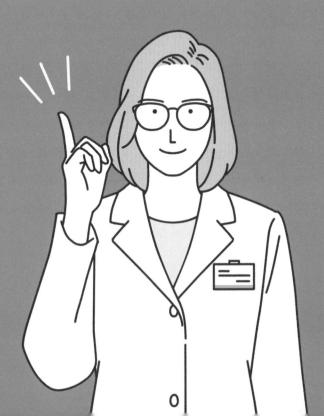

혈관 청소의 명수
전칠삼 사포닌

　고령화 사회가 되면서 뇌혈관, 심혈관 질환에 관한 관심도가 부쩍 높아졌습니다. 재산이 수십조 원에 이르던 삼성 이건희 회장도 급성 심근경색으로 쓰러진 후 오랜 기간 입원했지만 결국 사망하였지요. 요즘엔 사람들이 방송 매체들을 많이 접해서인지 3시간이라는 골든타임 안에 응급실로 가서 처치 받아야 한다는 사실을 잘 알고 있는 듯합니다.

　심장에 스텐트 시술을 하거나 뇌경색, 뇌동맥류 시술을 받아서 심각한 타격을 모면하게 된 분들도 많습니다. 이후 대학병원이나 준종합병원에서 혈전 용해제나 아스피린 처방을 받아서 꾸준히 복용하게 되지요. 아무리 경기가 어렵더라도 대학병원에는 이러한 사람들로 넘쳐나서 3분 진료받는데 2시간 이상 기다리기 일쑤입니다.

　저의 외가 쪽에는 심장병 내력이 있습니다. 외가에 몇 분은 이미 심장마비로 고인이 되셨고, 외삼촌 한 분은 70세가 되기 전에 심혈관이 막혀서 가슴이 뻐근한 증상을 느꼈다고 합니다. 그런데 이것을 담 결린 것으로 오해하는 바람에 골든타임을 놓쳐서 사망하는 안타까운 일도 있었습니다.

저도 심장질환을 조심해야 하는데, 40대 후반에 늦둥이 딸을 임신하는 과정에서 임신중독증에 걸렸습니다. 당시 혈압이 200~220까지 올라갔는데, 혈압이 이렇게 오르면 심장에 타격을 주게 됩니다. 검진 결과 좌심실 비대라고 했습니다. 출산 후 4~5개월간은 고혈압이 조절되지 않아서 혈압약을 2~3가지 중복 처방 받았습니다. 지금은 적응이 되어 가장 약한 혈압약 한 알을 복용 중입니다. 그러니 저도 심장에 혈전이 막지 않도록 잘 관리해야 합니다. 헴철과 더불어 전칠삼으로 관리하고 있고, 나토키나제 제품도 꾸준히 복용하고 있습니다.

약국에 방문하는 고객 중 혈관 관리에 대해 관심이 높은 사람들이 아주 많습니다. 그동안 많이 복용하던 은행엽 엑스 대신 전칠삼 사포닌이 대히트를 치면서 전 국민의 관심을 받게 되었습니다. 전칠삼은 땅에서 7년 정도 재배한다는 의미에서 전칠(田七)이라 하고, 3~7년을 재배한다고 하여 삼칠(三七)이라고도 부릅니다. 또 전칠삼 잎의 개수가 3~7개라고 하여 삼칠로 부른다는 말도 있습니다. 동의보감에 삼칠에 관한 내용이 수록되어 있는데, 예로부터 어혈을 해소하는 약제로 쓰여 왔습니다. 중국에서 만든 편자환에도 삼칠이 다량 들어있는데, 간경화에 효능이 있다고 합니다.

그동안 삼칠을 분말로 하여 만들어진 제품이 국내에서도 판매가 많이 되었습니다. 하지만 요즘에는 천연물 그대로 추출하거나 분말로 만든 제품보다는 천연물의 유효성분만을 추출하는 시대가 되었습니다. 앞으로는 뿌리, 줄기, 잎 등을 함께 약탕기에 달여서 먹지 않고 유효성분을 얼마나 고순도, 고함량으로 추출하여 제품을 만들 수 있느냐를 다투는 시대가 될 것입니다. 한의학도 그만큼 과학화가 필요한 시대이지요.

뇌졸중, 심근경색에 최고인 전칠삼

'노토진생'은 전칠삼 사포닌 시대를 여는 선발 주자입니다. 전칠삼 사포닌 유효함량 10%를 당귀 추출물과 혼합하여 만든 제품입니다. 이 제품을 필두로 하여 몇몇 회사에서 전칠삼 제품을 같이 출시하고 있습니다. 노토진생은 최근에는 액상화에도 성공하여 천마와 유산균까지 배합해서 강한 약성을 조율하고 흡수력을 증대시켰습니다. 전칠삼 과립을 뜨거운 물에 녹이려고 해도 좀처럼 잘 안 녹는데, 어떻게 액상화에 성공했는지 신기합니다.

전칠삼은 제가 운영하는 유튜브 '송약사의 건강상식'에도 조회수를 높여주는 일등 공신입니다. 제가 만든 영상 콘텐츠를 2만 명 넘게 조회하고, 전국 약국에서는 전칠삼이 폭발적인 인기를 끌게 되었습니다. 다른 유튜버들의 전칠삼 영상들도 거의 다 상위 랭크되더라고요. 여러 회사에서 생산하는 전칠삼들도 덩달아 판매가 늘어난 것 같습니다. 고령화 사회가 되면서 뇌졸중과 뇌경색, 심장질환에 많이 걸리니 이것을 예방하고자 하는 사람들의 관심은 정말 대단하였습니다. 지금도 약국 창문 밖에 붙여놓은 '혈관 청소 문의하세요'란 문구를 보고 지나가다가 상담하러 약국에 들어오는 분들이 꽤 많습니다.

전칠삼에는 인삼 사포닌에 함유된 대표적인 사포닌인 Rg1, Rb1 외에 Notoginsenoside R1이라는 고유의 사포닌이 함유되어 있습니다. 인삼이나 홍삼이 보약 개념이라면 전칠삼은 혈관에 낀 노폐물을 청소하는데 더욱 활성이 강한 물질입니다. 또한 Rg1 사포닌은 교감신경을 활성화하므로 피로 개선과 집중력 개선에 도움이 되고, Rb1은 부교감신경을 활성화하므로 안정을 가져다주고 호르몬 생성을 도와줍니다. 수족 저림이나 하지정맥류 개선에도 상당히 좋은 반응을 보입니다.

전칠삼 사포닌의 특징
: Rg1, Rb1, NgR1, Rg3, Compound K

전칠삼 사포닌은 심장, 신장, 폐, 간, 위장관을 보호하고 혈관과 혈액을 보호하는 효과도 있습니다. 예전에는 인삼, 녹용이 최고의 보약이었지만 요즘같이 영양 과잉 시대에는 보약보다 막힌 혈관을 뚫어주는 전칠삼이 대세인 듯한데요. 인삼 사포닌에 관한 상식을 알아보겠습니다.

Rg1   Rb1   R1

5가지 주요 진세노사이드에는 R1, Rb1, Rg1, Rd, Re가 있습니다. 진세노사이드 명명에서 R은 Radix의 머리글자인데, '뿌리'라는 뜻입니다. 중앙대 약학대학에 다니던 학창 시절에 Gingseng Radix(인삼의 학명)라는 밴드가 있었는데, 가수 주현미 씨도 이 밴드 출신이라고 합니다. 또 Acorus Calamus(창포의 학명)라는 합창단이 있었습니다. 저도 알토 파트를 맡아 한동안 활동했습니다. 칼라무스 합창단은 현재도 활발하게 활동 중이고, 코로나 팬데믹 때는 영상을 통해 줌으로 발표회를 하기도 했답니다.

학명은 모두 라틴어입니다. 라틴어는 요즘엔 언어로 쓰이지 않지만, 학술 용어로는 여전히 많이 쓰이고 있습니다. 약학대학교를 다니던 시절에 각 약용식물의 학명을 외우느라 고생하기도 했는데요. 시험에 나오는 중요한 것만 외워도 되는데, 당시에 저는 요령을 몰라서 다 외우려다 보니 시험 당일에는 정작 중요한 것도 헷갈리기 일쑤였어요. 예나 지금이나 무턱대고 공부하기보다는 정보력(시험 족보)이 더 중요하다는 진리를 대학 3학년쯤에나 어렴풋이 알게 되었습니다. 맨땅에 헤딩하듯 살아온 저는 시간과 공을 들여 공부했지만 결과는 별로 좋지 않았던 것 같습니다. 그러한 성향이 지금까지도 이어져서 세상의 변화와 시대 조류에 다 따라가지 못하지만, 꾸준히 나만의 일을 하다 보니 요즘에는 오히려 그러한 점을 좋게 보는 사람들도 있더라고요.

진세노사이드의 특징 중 가장 중요한 Rg1과 Rb1, Rg3 정도는 알고 있는 것이 도움이 됩니다. 사포닌은 기본 골격이 스테로이드 구조입니다. 인삼이 피로 개선과 원기 회복에 좋은 자양강장제인 이유는 바로 스테로이드 골격을 가졌기 때문입니다. 우리 몸에서 나오는 천연 부신 호르몬인 코티솔은 활력을 주고 염증을 억제하는 작용이 있습니다. 그래서 인삼을 부신 피로증후군에 활용하기도 합니다.[1]

대표적인 인삼류 사포닌은 Rg1인데요. Rg1은 사포닌 골격에 배당체가 2개 붙어있어서 30분 이내에 흡수되고 6시간 정도면 배설되므로 흡수와 배설 속도가 빠른 사포닌입니다. Rg1은 중추신경 흥분, 피로 개선, 기억력 증진, 항혈전 작용 등이 있고, 집중력을 높여주는데 탁월합니다.

반면 Rb1은 배당체가 4개 붙어있으므로 흡수되는데 7시간 정도 걸리고 배설되는 데는 24시간이나 걸립니다. 흡수되는 시간과 배설되는 시간이 느린 편입니다. Rb1은 Rb 계열의 진세노사이드 중에서 가장 다양한 생리활성을 보입니다. 중추신경 억제, 신경 안정 등의 정신 신경계 작용, 진통 작용, 간 보호, 호르몬 분비 촉진 작용을 합니다. 부교감 신경을 더욱 활성화하는 사포닌이라고 볼 수 있습니다.

Rg3는 암세포 억제 작용이 있습니다. Compound K도 항암 활성

---

1   출처: J Ginseng Res. 2018 Apr;42(2):123-132

이 있지요. 전칠삼에만 있는 R1(NT-R1)은 심장, 신장, 폐, 간, 위장관 등의 보호 효과와 혈관과 혈액을 보호하는 효과도 있습니다.

전칠삼 그대로 분말로 만들어서 출시된 제품도 있지만, 꾸준히 복용할 때 같이 포함된 알칼로이드 성분들이 간 기능에 무리를 줄 수도 있고, 실제 유효한 사포닌의 함량이 적기도 합니다. 요즘에는 고순도, 고함량 제품들이 출시되고 있습니다. 제가 취급하는 전칠삼 사포닌은 유효함량이 10% 함유된 제품입니다. 전칠삼 사포닌 노토진생과 노토진생 리퀴드 1포에는 순도 99%의 진세노사이드가 200mg 들어있습니다. 이 중 75%는 5가지 메이저(major) 진세노사이드로 구성되고, 나머지 25%는 9가지 마이너(minor) 진세노사이드로 구성되어 있습니다. 액상 전칠삼 사포닌 제품에는 천마도 같이 배합되어서 뇌졸중 예방에 더욱 도움이 되고, 유산균이 첨가되어 장내 미생물에 의해서 Rg3나 Compound K 등 항암 활성이 있는 사포닌 형태로 대사될 확률이 높아진 것입니다.

전칠삼 분말 100% 제품 VS 전칠삼 사포닌 10% 제품
사포닌 함량은 무엇이 더 높을까?

최근에 여러 제조사에서 전칠삼 제품이 출시되고 있는데요. 소비 자들로부터 "어떤 전칠삼 제품의 사포닌 함량이 높은가요?"라는 질문을 받습니다. 얼핏 생각하기에는 당연히 전칠삼 100% 제품의 함량이 가장 높다고 생각하기 쉽지요. 과연 그런지 살펴보겠습니다.

전칠삼 분말 제품은 전칠삼을 말려서 가루로 만든 제품입니다. 전 칠삼 분말 100% 제품의 경우 우리 몸에 좋은 역할을 하는 전칠삼 사포 닌은 약 5% 정도 함유되어 있다고 합니다. 5%의 전칠삼 사포닌이 뇌혈 관, 심혈관, 말초혈관에 좋은 역할을 합니다. 그런데 5%의 전칠삼 사포 닌을 먹었을 때 우리 몸에 흡수되는 사포닌의 양은 약 2~3%에 불과합 니다. 그렇다면 100% 전칠삼 분말 제품 2g(2,000mg) 제품을 먹었을 경 우 5%에 해당하는 100mg 정도의 사포닌이 들어있는 것이고, 그중 몸

에 흡수되는 실제 함량은 2~3%인 2~3mg의 전칠삼 사포닌입니다.

  그렇다면 2g(2,000mg)의 전칠삼 추출물 10% 제품을 먹으면 어떻게 될까요? 전칠삼 추출물 10% 제품 안에는 약 10%의 전칠삼 사포닌 (200mg)이 함유되어 있습니다. 이 중에서 2~3%가 실제로 흡수되는 거니까 약 20mg의 전칠삼 사포닌을 먹는 거라고 볼 수 있습니다. 정리하자면, 전칠삼 분말 2g 제품을 먹을 때 실제로 흡수되는 사포닌의 양은 2~3mg이고, 전칠삼 추출물 10% 제품을 2g 먹는다면 실제로 흡수되는 사포닌의 양은 20mg 정도 됩니다. 전칠삼 추출물 제품이 전칠삼 분말 제품과 비교해 10배가량 흡수율이 더 높다고 볼 수 있습니다.

  역가가 높은 순수 사포닌 제품의 원료가 되기 위해서는 Rb1이 30% 이상, Rg1이 25% 이상, R1이 5% 이상, Rd가 5% 이상, Re가 2.5% 이상 되어야 한다고 합니다.

팜스 슈퍼 노토진생 1포에 투여된 200mg의 사포닌 성분 분석 결과
Rb1: 64mg(32.1%)
Rg1: 56.6mg(28.3%)
R1: 17.8mg(8.9%)
Re: 7.4mg(3.7%)
Rd: 21mg(10.5%)

기준치보다 약간 높게 들어있습니다.

초고순도 사포닌 함량이라고 할 수 있습니다.

전칠삼 사포닌과 더불어 유산균까지 같이 먹어준다면 더 좋은 형태의 사포닌으로 대사가 될 수 있는데요. 팜스 슈퍼 노토진생을 먹으면 유산균이 함유되어 있으니 항암 활성이 높은 Rg3와 Compound K 형태로도 일부 대사될 것입니다. 꾸준히 복용한다면 항암효과도 기대할 수 있다는 뜻입니다. 앞으로는 이와 같은 고순도, 고함량의 천연물 추출 기술이 점점 더 발전할 것으로 기대됩니다.

사포닌과 플라보노이드의 차이점

사포닌은 인삼이나 도라지 종류에 들어있는데, 비누처럼 거품이 난다는 뜻에서 사포닌이라는 말이 유래되었습니다. 마치 기름때 묻은 빨래를 비누로 빨면 지용성과 수용성의 오염들이 모두 사라지듯 거품이 나려면 분자 내에 친수성 부분(Hydrophilic)과 소수성 부분(Hydrophobic) 둘 다 있어야 합니다. 사포닌은 지용성 물질과 수용성 물질 모두 잘 흡착해서 몸 밖으로 내보내는 특징이 있습니다. 그러니 혈관 속에 있는 찌꺼기들을 잘 배출시킬 수 있지요. 그야말로 혈관을 청소해주는 것입니다. 하수관도 오래 사용하면 이물질이 많이 끼듯이 인체 내 혈관도 50년 이상 사용하다 보면 이물질이 많이 낄 수밖에 없습니다.

스텐트 시술 후 클로피도그렐(플라빅스) 같은 항혈전제를 복용하는 사람들도 혈관이 다시 막히는 경우가 허다합니다. 특히 심혈관 질환이나 뇌혈관 질환의 가족력이 있는 사람이라면 더욱더 전칠삼을 챙겨 먹는 게 좋습니다. 뇌졸중이나 심근경색의 위험을 훨씬 줄여 주기 때문입니다. 하지만 시술이나 수술을 앞두고 있다든지 치과 치료를 할 때는 아스피린처럼 쉬었다가 복용하는 게 좋습니다. 중요한 질병이 있는 분들은 복용 전에 담당 의사와 상의하는 것이 바람직합니다.

전칠삼 사포닌은 정맥 순환에도 매우 도움이 됩니다. 하지정맥류로 고생하는 분들도 전칠삼 사포닌 복용 후 호전된 경우가 많습니다. 특히 치질에 걸려서 출혈이 있거나 붓고 통증이 심한 사람들은 하루 2포로 증량하여 며칠 복용 후 1포로 줄인다면 아주 빠르게 좋아지므로 그런 분들은 통으로 구매하기도 합니다. 성형 수술 후 부기(浮氣)를 내리는데도 전칠삼 사포닌과 한약제 처방인 당귀수산을 같이 복용하게 할 경우, 며칠 만에 부기가 잘 내리므로 모 성형외과 의사분은 아예 전칠삼을 먹는 게 좋다고 말해준다는군요.

진세노사이드(Ginsenoside) 배당체와 플라보노이드(Flavonoid) 배당체가 모두 혈액순환에 도움이 되지만, 혈액순환 기능이 동일량(약 100~200mg)을 투여했을 때 진세노사이드가 플라보노이드보다 10배 이상 강하다고 합니다. 그러니 동맥 순환에 주로 사용되는 은행엽 엑스 제제나, 정맥 순환에 많이 사용되는 포도엽 엑스 제제보다 전칠삼 사포닌 제제가 동맥 순환이나 정맥 순환 할 것 없이 더욱 강력하다고 할 수 있겠지요. 그래서 저도 약국 고객 중 순환에 문제가 있는 분들에게 전칠삼 제제를 많이 권합니다. 강력한 혈관 청소 이후에 유지요법으로 나토키나제, 홍국, 병풀, 전칠 혼합제제를 꾸준히 복용해준다면 혈행 관리에 도움이 됩니다.

혈전 용해와 지혈 작용을 동시에 하는 전칠삼

스트레스를 받거나 나이가 들면 모세혈관 괄약근이 자꾸 닫혀서 미세 혈액순환 장애를 유발하는 Vascular Shunt 현상이 잘 일어납니다. 온몸의 혈액은 잘 흘러가야지 닫혀 버리면 안 됩니다. 전칠삼은 Vascular Shunt를 예방해주므로 온몸 구석구석까지 혈액순환을 도와줍니다.

전칠삼은 반대 작용인 지혈에도 매우 도움이 됩니다. 베트남전에서 베트콩이 게릴라 작전으로 살아남는데 전칠삼이 상당한 역할을 했다고 전해집니다. 창상, 총상을 입은 월맹군이 전칠삼을 상처 부위에 뿌리거나 복용하면 지혈이 잘 되어 전쟁에서 끝까지 버틸 수 있었다고 합니다.

'어떻게 혈전을 용해하는 작용과 지혈 작용이 한 식물 안에서 동시에 가능한가?'라고 의문이 들기도 하겠지만 이것이 천연물 제제의 특징입니다. 혈전을 용해하는 PGI_2의 작용과 지혈하는 TXA_2의 작용이 적절하게 우리 몸 상황에 맞춰서 조절되기 때문입니다. 이런 특성을 응용하여 갑자기 넘어지거나 다친 사람들이 시퍼렇게 멍이 들어 약국에 올 때 타박 어혈을 풀어주는 전칠삼 사포닌을 하루 1~2포 정도 드리면 2~3일 안에 멍이 사라지는 경우가 많습니다. 이런 분들은 나중에 약국에 들러서 "그렇게 빨리 효과가 나는 제품은 처음 봤습니다."라고 말해줍니다.

어느 날, 임신한 여성분이 약국에 와서 손가락에 상처가 났는데 지혈이 안 된다고 말했습니다. 재빨리 전칠삼 한 포를 뜯어서 절반만 유발로 간 뒤에 상처 부위에 뿌려주었습니다. 그랬더니 몇 분 지나지 않았는데 지혈이 되더라고요. 나머지 절반은 신랑에게 먹이라고 했습니다. 참 신통방통한 약제가 틀림없어요.

강력한 혈관 청소부 전칠삼
: 머리부터 발끝까지 뚫어라!

전칠삼은 림프 순환에도 도움이 됩니다. 부기로 고생하는 분들이 전칠삼을 복용하면 대부분 만족합니다. 저는 오후가 되면 다리가 부어서 신발이 잘 안 들어갔는데 요즘은 그런 일이 거의 없습니다. 그리고 목 옆쪽에 나 있던 쥐젖 때문에 피부과에 갈 예정이었는데 전칠삼 복용 후 일주일이 안 되어서 저절로 떨어져 버렸습니다. 전칠삼이 림프 순환에 정말 도움이 된다고 느꼈습니다.

전칠삼은 주로 오전 식전에 복용하도록 권장합니다. 식사 후 복용할 경우 아무래도 흡수력이 떨어지기 때문입니다. 하지만 위장이 매우 약한 분들은 아침 식사를 하고 한 시간 후에 복용하는 것이 적절합니다.

전칠삼은 강한 기를 가진 약성으로 막힌 곳을 잘 뚫어주므로 만약 혈액이 부족한 상태의 사람이 전칠삼을 복용할 경우 약간 어지럽다고 느낄 수도 있습니다. 특히 고령의 노인들은 전칠삼과 더불어 헴철을 같이 복용하는 것이 좋습니다. 부족한 혈액을 보충해주면서 막힌 곳을 뚫어주니, 기운이 나면서 순환이 잘 됩니다. 전칠삼을 복용하니 피로가 풀리고 머리가 맑아져서 살 것 같다는 분들이 많습니다. 사람에 따라서 전칠삼만 꾸준히 복용하는 분들도 있고, 헴철만 계속 드시는 분들도 있고, 두 가지를 함께 복용하는 분들도 있습니다. 자신의 건강 상황과 체질에 맞춰 복용하면 무리가 없습니다.

저녁에 전칠삼 사포닌을 복용한 분들 중 잠이 잘 안 온다는 사람들이 꽤 있습니다. Rg1 사포닌은 흡수 속도가 빠르고 교감신경 항진 작용을 하므로 피로 개선에는 빠르지만 숙면을 방해할 수도 있습니다. 그러니 오전 복용이 더 좋다고 할 수 있습니다. 그리고 전칠삼을 복용한 후에 술을 마시면 너무 빨리 취하는 바람에 당황하는 분들이 있으니 저녁 무렵에 술과 함께 복용하지 않도록 주의해야 합니다. 전칠삼의 혈액순환 작용이 강해서 술도 더 빨리 취하게 하는 모양입니다.

뼛속 혈관까지
순환시켜주는 전칠삼

뼛속은 그냥 딱딱하기만 한 줄 알았는데, 무척 세밀한 구조에 놀라곤 합니다. 마치 지하에 상수도, 하수도, 통신망 등이 촘촘하게 깔려있듯 뼛속에도 혈관이 촘촘히 발달되어 있습니다. 공부할수록 인체의 경이로움에 다시 한번 놀라고, 뼛속을 자세히 살펴보면서 참 아름답다는 생각이 들기도 합니다.

뼛속에는 황색 골수(Yellow bone marrow)가 있고, 이 황색 골수 속에 조혈모세포(HSC, hematopoietic stem cell)가 있습니다. 조혈모세포에서 적혈구, 백혈구, 혈소판이 만들어집니다. 백혈병에 걸리면 조혈모세포를 이식하지요. 골수 속에는 모세혈관 다발인 Capillary bed가 있습니다.

뼈의 혈관과 골수의 혈관 구조가 건강한 사람과 질병이 있는 사람은 다릅니다. 건강한 뼈에는 모세혈관들이 더 많이 발달되어 있습니다.

혈관에는 2가지 타입이 있는데, Type H와 Type L입니다. 뼈의 끝부분은 H 타입의 혈관이 주로 분포해 있고, 긴 뼈 부분에는 주로 L 타입의 모세혈관들이 분포해 있습니다. 뼈가 노화되면 뼛속의 혈류 순환이 급격히 줄어들고, 줄어든 혈류는 특히 H 타입의 혈관을 줄어들게 합니다. 나이 든 사람의 뼈에는 H 타입의 모세혈관 혈관들이 거의 소실되고 L 타입의 혈관들만 있는 경우가 많으므로 관절 연골 재생이 잘 안되는 것입니다. 건강의 척도는 모세혈관이 얼마나 기능을 잘하고 있느냐를 따져보면 됩니다.[1]

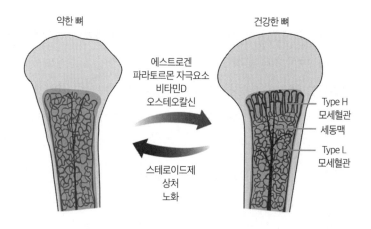

H 타입 혈관은 다양한 물질을 분비하는데요. 골수에 있는 HSC

1   출처: Biomed Res Int. 2020 Dec 14; 2020:8412486

(Hematopoietic stem cell)를 자극해 혈구를 만듭니다. 뼈가 노화되면 H 타입 혈관에서 혈구를 만드는 HSC를 자극하지 못하니 혈액 생성도 잘 못하게 됩니다. 《본초강목습유》에 '인삼은 보기(補氣)에 제일이고, 전칠 삼은 보혈(補血)에 제일이다.'라고 했습니다. 전칠삼은 최고의 혈액순환 제, 강력한 혈관 청소부이지만 동시에 보혈 작용도 합니다.

H 타입 혈관이 줄어든다는 것은 곧 골수의 노화를 말하는 것이고, 골수의 노화는 신체 전반적인 노화를 가져올 수 있습니다. 전칠삼은 혈 액순환을 촉진하고, 뼛속의 Microcirculation(미세 혈액순환)을 촉진하 기 때문에 H 타입의 혈관을 늘려주고, 골수를 자극해서 조혈모세포의 생성을 자극합니다. 전칠삼 사포닌을 1년 정도 꾸준히 복용하면 관절 연골의 재생과 혈액 생성에도 도움을 줄 것입니다.

골절상 후 뼈가 잘 안 붙는 분들이 있는데요. 뼛속의 미세혈류 순 환이 약해서 그렇습니다. 뼛속의 H 타입 혈관이 줄어들면 연골 재생도 잘 안되지만, 골다공증도 더 잘 생깁니다. 전칠삼 사포닌은 타박 어혈을 풀어줄 뿐만 아니라 골절상에도 빨리 뼈가 붙게 하므로 칼슘제와 더불 어 복용해준다면 회복 기간이 단축될 수 있습니다.

뼈는 우리 몸을 지탱해주는 역할도 하지만 그 딱딱한 뼛속에서 생 명의 근원인 피를 생성합니다. 이 소중한 뼈를 위해 칼슘, 비타민D 등 미네랄을 잘 챙겨 드시고, 전칠삼 사포닌도 함께 먹어준다면 골다공증, 골절, 관절통 등에 도움이 될 것입니다.

척추관 협착증과 어깨 통증 질환에 획기적인 전칠삼 사포닌

척추관 협착증은 나이가 들면서 어느 정도 생기게 됩니다. 척추관은 후궁, 후관절돌기, 디스크, 황색 인대 등으로 구성되는데, 척추관 안으로 전선같이 수많은 신경들이 지나갑니다. 디스크가 터지면 디스크가 밀려 나오고, 움직이다 보니 이것을 바로 잡기 위해서 후관절이 두꺼워지고 딱딱해집니다. 그러면 황색 인대가 찌그러지면서 척추관이 좁아집니다. 결과적으로 척추관을 지나가는 신경끼리 서로 닿고 붙으면서 저린감이나 통증이 오는 것입니다. 디스크가 뒤로 밀리고, 후방 관절이 커지고, 황색 인대가 두꺼워지는 3가지 조건이 갖춰지면 척추관 협착증으로 진단합니다.

디스크는 척추 신경만 누르게 되지만, 척추관 협착증은 척추관이 좁아지니 척추 신경근이 눌러지고 엉덩이와 항문 쪽으로 통증이 생깁니다. 찌르는 듯한 통증, 쥐어짜는 듯한 통증이 오고, 다리 저림과 근력 저하와 간헐적 파행이 올 수 있습니다. 간헐적 파행이란 다리가 저리고 통증이 와서 쪼그려 앉았다가 다시 걷는 것을 말합니다. 예를 들어, 20분 걸리는 버스 정류장까지 한 번에 걸어가던 사람이 그 거리를 몇 번 쉬었다가 가는 현상입니다.

울산에서 새시온약국을 운영하는 김시온 약사님은 척추와 어깨질환에 대해 일가견이 있다는 평이 나 있습니다. 팜스임상영양약학회 줌 강의에서 김 약사님이 치험례를 발표했습니다.

> 간헐적 파행으로 잘 못 걷던 분들이 영양소 요법 이후 걷는 시간이 더 길어졌습니다. 콘드로이친이나 MSM, 칼슘제나 한방 약제와 더불어 전칠삼 사포닌인 노토진생과 나노 커큐민 제제인 에피큐민을 같이 복용하게 했을 때 좋아지는 사람이 아주 많습니다.
> 그래서 척추관 협착증은 병원에서 시술이나 수술하는 요법이 전부가 아니고, 아주 심한 경우가 아니라면 영양소 요법으로도 얼마든지 좋아질 수 있습니다.

관절이나 척추, 어깨질환에 MSM이나 콘드로이친, 칼슘제와 더불어 나노 커큐민과 전칠삼 사포닌을 함께 복용하면 더 빨리 좋아지는 이유를 저는 이렇게 생각합니다.

대개의 만성 질환자들은 그 부위가 염증이 있기도 하지만 전신의 순환이 잘 안되는 상태라고 볼 수 있습니다. 동맥과 정맥, 모세혈관으로 이루어지는 순환계에서 90% 이상이 모세혈관입니다. 그런데 큰 질병이 없는 사람이라도 60세가 넘어가면 모세혈관이 약 40% 정도 막히고 사라집니다. 만성 염증 상태의 사람은 모세혈관의 막힘이 더욱 심할 것입니다. 거꾸로 생각해보면 혈관이 막혀있으므로 음식물을 통한 영양소가 잘 도달되지 못하니 관절에 염증이 생긴 것이라고 생각할 수 있겠지요.

이러한 상태에서 아무리 좋은 영양소를 먹더라도 목표로 하는 염증 부위까지 도달하지 못할 확률이 높습니다. 그래서 분명히 관절에 좋다는 것을 다 챙겨 먹었는데 왜 좋아지지 않느냐고 하소연합니다. 만약 모세혈관 구석구석까지 뚫어서 소통이 잘되게 만드는 전칠삼 사포닌과 같이 복용한다면 그 영양소가 아픈 세포까지 잘 도달하여 염증을 줄여주고 손상된 부위를 복원하는 데 훨씬 더 도움을 줄 것입니다. 더군다나 전칠삼 사포닌과 나노 커큐민은 염증을 매개하는 원인 물질인 NF-kB를 억제하므로 자체적으로도 항염증 작용이 있습니다. 그래서 척추관 협착증이나 어깨 통증 질환에 좋은 결과를 가져다주는 것으로 생각하고 있습니다. 더군다나 척추관 협착증은 신경이 지나가는 통로가 이물질로 막혀서 생기는 질환이므로 전칠삼 사포닌이 강력하게 청소해준다면 좋아질 확률이 높습니다.

담이 결려서 근육 이완제와 소염진통제를 찾는 분들에게 전칠삼 사포닌 2~3포를 같이 드시라고 권합니다. 전칠삼을 안 먹은 경우와 먹었을 경우 그 반응이 확연히 다르기 때문입니다. 많은 분이 다음에 또 오셔서 지난번에 주신 그 한약 가루 좀 더 달라고 하십니다. 요즘에는 사진을 찍어 와서 그 제품을 달라고 하는 경우가 많습니다. 그만큼 전칠삼 사포닌은 강력한 소통 영양소인 것 같습니다. 언제 어디서나 서로 소통이 잘 된다면 활력 넘치는 가정, 단체가 될 수 있습니다. 인체도 마찬가지로 머리부터 발끝까지 잘 소통된다면 건강은 자연적으로 따라오는 것입니다.

김시온 약사님은 의약 분업 전부터 척추관을 청소하면 좋아지리라 생각했다고 합니다. 전칠삼 사포닌이 출시되기 전에는 환자들을 설득하기 위해 말을 많이 했다고 해요. 좋아지는 데는 두 달 정도 기다려야 하니 그때까지는 별 느낌이 없더라도 믿고 드시라고요. 하지만 전칠삼 순수 사포닌 10% 제품과 고순도 나노 커큐민 제제가 출시된 이후에는 말을 많이 할 필요가 없었다고 합니다. 1주일이나 10일 정도만 복용해도 좋은 반응이 나타났기 때문에요.

척추관 협착증은 40대부터 서서히 오다가 디스크가 탈출하면서 더욱 심해집니다. 허리의 신전(伸展)이 잘 되는 사람은 협착증이 있어도 증상이 잘 안 나타나기도 하는데요. 사람들의 수명이 길어지면서 척추관 협착증 환자 수가 늘어나는 추세인데, 1년에 400만 명이 넘는다고 합니다. 병원 치료와 더불어 영양소 요법을 하면 상태가 좋아져서 통증이 줄어들거나 걷는 시간이 길어진 분들이 많습니다.

김시온 약사님의 약국에 한 자세로 20분을 못 누워있는 환자분이 상담하러 왔습니다. MRI를 못 찍으니 수술을 못 한다고 합니다. 그리고 심장 스텐트를 여러 개 박은 상태라 마취에서 못 깨어날지도 모른다는 두려움으로 영양소 요법을 시작하게 되었습니다. 5분을 못 걷던 분이 영양소를 6개월 복용한 후 한 시간을 걸어도 아프지 않다고 합니다. 김 약사님 앞에서 몇 번을 뛰어다니면서 살 것 같다고 좋아했다고 하는군요. 환자분의 건강이 좋아진 것을 보고 약사가 된 것이 정말 잘한 일이라는 자부심을 느꼈다고 합니다.

한 사례를 더 말씀드리자면, 김시온 약사님의 친구 경우인데요. 무릎을 수술한 적도 있다고 합니다. 어깨 MRI를 찍어본 결과 수술 치료 밖에는 방법이 없다고 했으나 김 약사님에게 좋은 영양소를 추천받아서 먹는다면 조금이라도 낫지 않겠느냐고 해서 영양소 요법을 시작하게 되었습니다. 이 친구분은 양쪽 무릎에 줄기세포 시술을 했는데, 비용이 많이 들었는데도 불구하고 양쪽 무릎이 계속 뻐근하게 아팠다고 합니다. 너무 아파서 밤에 잠도 못 잘 정도였다고 하는데요. 영양소 요법을 시작한 지 10일 정도 지나니 잠은 어느 정도 자게 되었다고 합니다. 그 이후 허리도 좋아지고 4개월 정도 지난 후에는 완벽하지는 않지만 생활하는 데는 지장이 없을 정도로 좋아졌다고 하는군요.

어떤 분은 어깨질환을 치료하기 위해 전칠삼 사포닌 제제와 나노 커큐민 제제를 복용했는데 중간에 내시경을 할 일이 생겨서 검사해보니 장상피화생이었던 위장이 꽤 두꺼워졌다고 합니다. 그러면서 속이 상당히 편해졌다고 하는데요. 영양소 요법을 하다 보면 목표로 하던 곳보다 정말 필요로 하는 곳에 먼저 쓰이므로, 다른 곳이 먼저 좋아지는 경우도 흔합니다. 어깨 통증 때문에 전칠삼과 나노 커큐민을 복용했는데 무릎이나 허리가 먼저 좋아지는 분도 있습니다. 처방약을 먹거나 시술하면 해당하는 곳만 좋아지지만, 영양소 요법을 하면 몸의 바탕에 안 좋은 곳부터 서서히 좋아지게 됩니다. 진통제처럼 먹자마자 곧바로 통증이 없어지는 것은 아니지만 몸 자체가 좋아지는 방법이지요.

+ 약국 사례

– 익산 마더스약국 최소영 약사

60대 중반의 퀵서비스 종사자가 안면에 중풍기가 있어서 거풍지보단을 오랫동안 복용했습니다. 최근에 걸음걸이가 안 좋아서 물어보니 척추관 협착증이 있어서 척추가 내려앉았다고 합니다. 세브란스에서 핀을 24개 박아야 한다고 했지만, 수술해도 재활이 쉽지 않아서 계속 일을 할 수 있을지 의심스러운 상황이었습니다. 그래서 앞으로 일을 해야 하니 수술을 하더라도 재활이 빨리 될 수 있도록 영양소 요법을 해보자고 하여 나노 커큐민 1, 노토진생 1, 콜라겐 11, GLA40 11, 미네랄

11, 혈액순환제 11 등을 드렸습니다. 15일 후 약국에 방문하셔서 살펴보니 걸음걸이가 가볍고 안색이 놀라울 정도로 좋아졌습니다.

 약국 사례

- 송 약사 치험례

50대 여성분이 매달 전칠삼을 사러 약국에 오셨습니다. 어디가 아파서 이렇게 계속 드시냐고 물어보니 처음에는 피로 개선과 부기를 내리기 위해서 드셨는데요. 5개월 복용 후 검사해보니 그간 골칫덩이였던 자궁 내 물혹이 없어졌다고 합니다. 저도 놀라고 그분도 좋아하셨습니다. 영양소 요법은 이렇게 처음에 목표했던 곳 외에 다른 곳이 좋아지는 일도 허다합니다.

예를 들어, 탈모로 고생하는 여성분이 약국에서 탈모에 좋은 영양소를 사서 먹었다고 합시다. 그런데 우리 몸은 좋은 영양소가 들어오면 제일 급한 데로 먼저 가서 쓰입니다. 가장 중요한 곳은 심장, 간장, 폐 등 생명과 직결되는 장기입니다. 이런 장기들이 좋아지고 나서 점차로 손끝, 발끝, 손발톱, 머리카락 등이 좋아지기 시작합니다. 이러한 장기는 생명에 지장이 없으니 후순위로 밀리게 됩니다. 그러니 영양소 요법을 시작하고 왜 빨리 안 좋아지냐고 하지 마시고 충분히 내 몸 자체가 좋아질 때까지 기다려야 합니다. 농사를 짓는 일도 마음이 급하다고 되는 게 아니라 열매 맺을 조건과 시간이 필요하듯, 우리 몸이 좋아지는 원리도 마찬가지입니다. 자식 농사를 짓는 일처럼 우리 몸이 건강하게 회복되는 것도 충분한 투자와 시간이 필요합니다.

전칠삼과 당귀의 시너지 효과
: 쿠마린 구조

당귀는 사물탕의 구성 성분입니다. 사물탕에는 숙지황, 천궁, 작약과 더불어 당귀가 들어갑니다. 당귀는 보혈(補血)과 활혈(活血) 작용이 있어서 여성에게 가장 기본적인 한약재라고 할 수 있습니다.

가끔 삼겹살을 먹으러 식당에 가면 당귀잎을 쌈 채소로 내놓는 경우가 있는데, 쌉싸름한 맛이 식욕을 돋우어 줍니다. 사실 저는 한약재 중에서 당귀 냄새를 제일 좋아합니다. 그 짙은 향이 코끝을 스치면 얼마나 기분이 좋은지 몰라요. 제 몸에 꼭 필요한 약재라서 그 냄새를 좋아한다는 생각이 들기도 합니다. 제가 오랜 기간 혈 부족 상태에 있어서 그런가 봅니다.

오래전에 약국에서 한약 초재를 약탕기에 달여주던 시절이 있었습니다. 그때 당귀신(當歸身)은 벌레가 잘 달려드는 약재 중 하나였는데, 그만큼 영양성분이 많다는 뜻이지요. 당귀미(當歸尾)는 주로 어혈을 풀어주는 데 사용하고, 당귀신은 혈허를 개선해주는 보약 개념으로 많이 쓰입니다. 당귀신의 가격이 당귀미보다 고가이지요. 위장이 약한 사람들은 당귀미를 많이 쓰면 속이 쓰리다고 호소하기도 합니다.

그런데 당귀가 단지 여성에게만 좋은 게 아니라 남성에게도 좋다고 합니다. 당귀(當歸)라는 말의 어원은 전쟁터에 나간 남편에게 당귀를 주면 기력을 회복해서 마땅히 집으로 돌아온다고 해서 붙여진 말이라고 합니다. 참당귀의 꽃은 왜 당귀의 흰색 꽃과 다르게 붉은색을 띠는데, 여성에게 좋다는 암시를 주는 것 같습니다.

사물탕(보혈약(補血藥))+사군자탕(보기약(補氣藥))+육계+황기를 십전대보탕이라고 합니다. 십전대보탕은 남자나 여자나 다 먹는 한방 처방입니다. 여성뿐만 아니라 남성들도 부족한 피를 보충해야 하고, 탁한 피를 배출시켜야 하겠지요. 남성들이 혈액이 부족해지는 경우, 예를 들면 치질에 걸려서 출혈을 많이 했을 때가 있고요. 위장 출혈인 경우도 있습니다. 70세가 넘은 노인들은 기력이 쇠하여지므로 혈 부족인 분들이 상당히 많습니다.

당귀가 사물탕의 원료로 쓰여서 보혈 작용도 하지만 자궁의 어혈을 풀어주는 이유는 함유된 유효성분의 구조식을 이해하면 쉽게 알 수 있습니다. 당귀의 2가지 지표 성분인 Decursin과 Decursinol angelate의 구조와 와파린의 구조가 매우 유사한데, 쿠마린(Coumarin)이라는

공통 골격을 가지고 있습니다.[1]

쿠마린계 항응고제(와파린)는 비타민K의 대사 길항제입니다. 비타민K는 혈액이 응고되는 과정에 꼭 필요한 성분이라고 할 수 있습니다. 장 기능이 나쁜 아이들은 비타민K가 합성이 잘 안되므로 지혈도 잘 안되어서 코피를 자주 흘리는 경향이 있습니다. 이런 아이들에게 비타민K를 보충해주기보다 유산균을 먹이면 장 기능이 회복되므로 자연스레 코피가 덜 나게 됩니다. 쿠마린은 혈액 응고 인자 또는 혈액 응고 단계의 생합성을 저해하는데, 프로트롬빈 인자의 형성을 억제하여 혈액 응고 작용을 저해합니다. 당귀에 쿠마린 구조가 들어있어 혈액 응고를 방해하게 되므로 어혈을 제거하는 효능이 있습니다. 전칠삼 사포닌에 당귀를 함께 배합한 것은 혈관 청소를 위해 시너지 효과를 내는 것이고, 또한 보혈 작용도 하게 되니 신(神)의 한 수가 아닌가 생각합니다.

---

1   출처: 약학회지 제50권 제3호 172~176(2006)

전칠삼과 천마의 시너지 효과
: 강력한 메틸 도우너

천마(天麻)는 글자 그대로 하늘이 내린 마로서 반하백출천마탕이라는 유명한 처방약재입니다. 담(痰)으로 소화 장애가 심하고 머리가 어지러우며 두통을 느낄 때 사용하는 처방입니다. 천마는 비교적 고가의 한약재이고 환으로도 만들어져서 약국에서 판매되기도 합니다.

천마의 효능

❶ 신경을 튼튼하게 하고, 신경쇠약과 불면증을 개선한다.

❷ 뇌파를 안정시켜서 간질 발작을 억제하고, 혈관 경련에 의한 두통을 예방한다.

❸ 진통 작용이 있다.

❹ 심장과 뇌 혈류량을 증가시키고, 혈관 압력을 저하하며, 혈관을

확장하고 혈압을 내려준다.

❺ 다당체는 면역을 활성화한다.

천마에는 주요 활성 물질인 가스트로딘(Gastrodin)과 에르고티오네인(Ergothioneine)이 함유되어 있습니다. 가스트로딘은 유해산소를 제거하고(항산화 작용, 스트레스 예방), 에르고티오네인은 활성 엽산보다 더 강력한 메틸레이션 영양소라고 합니다. 메틸레이션이 잘 되면 세로토닌, 멜라토닌, 도파민, 에피네프린 같은 뇌신경전달물질이 잘 만들어지게 됩니다.

레드비트에 많이 함유된 베타인도 메틸기를 가지고 있는데, 천마 속의 에르고티오네인의 구조를 살펴보면 베타인을 가지고 있습니다. 베타인은 메틸 도우너로 메틸기를 공여하여 뇌신경전달물질을 만드는 데 도움을 줍니다. 그러니 천마가 뇌신경 쪽으로 좋을 수밖에 없습니다.[1]

《동의보감》에 천마는 평성 약이기 때문에 체질에 불문하고 복용할 수 있고, 간 기능을 개선해 중풍, 고혈압, 뇌졸중에 도움이 되고, 진정 작용, 진통 작용, 혈압 강하 작용이 있다고 합니다. 이렇게 좋은 천마가 전칠삼 액상 제제에 플러스 되니 뇌혈관 질환 예방, 심혈관 질환 예방, 타

---

1   출처: Nat Prod Bioprospect. 2019 Dec;9(6):393-404

박 어혈, 하지정맥류, 혈액순환 장애뿐만 아니라 고혈압, 뇌졸중, 불면증 등에도 보조요법으로 도움을 줍니다.

전칠삼 과립을 먹기 힘들어하는 분들은 요즘 액상 제제를 선호하는 편이고, 아무래도 흡수력이 더 높으니 액상 타입이 대세인 듯합니다. 하지만 여전히 과립형을 선호하는 분들도 많습니다.

지인의 소개를 받은 60대 남성분이 약국에 오셨습니다. 이분은 개인 사업을 하시는데, 눈가가 너무 떨려서 사회생활을 하는 데 곤란을 겪고 있었습니다. 이분에게 혈액을 보충하는 헴철과 막힌 곳을 뚫어주는 전칠삼 액상 제제, 그리고 칼슘, 마그네슘 등 미네랄이 골고루 들어있는 액상 제제를 추가하고, 마음을 편안하게 하고 스트레스를 풀어주는 홍경천 제제 등 4가지를 드렸습니다. 한 달 후에 눈 떨림이 상당히 잦아들었고, 4개월이 지나서는 노폐물이 청소된 덕분인지 5년 이상 젊어진 모습으로 오셨습니다.

이분은 건강이 좋아지자 난임으로 고민 중인 딸과 과도한 스트레스로 고생하는 처남, 불면증에 시달리는 부모님도 소개해주셨습니다. 회계사무소를 운영하는 처남에게는 가슴이 두근거리고 약간 어지럽다고 하여서 헴철과 홍경천, 미네랄 제제 등 3가지를 드렸더니, 마음도 편해지고 집중력, 체력이 올라가서 만족한다고 하셨습니다. 이처럼 건강이 좋아지면 지인들에게도 입소문을 내므로 많은 분이 우리 약국으로 줄줄이 오는 파급효과도 있답니다.

장기적인 혈전 관리는
나토키나제+홍국+전칠+병풀

저는 전칠삼 사포닌을 3~4개월 복용 후에 나토키나제+홍국+전칠 분말+병풀 추출물이 함유된 제품을 연달아서 장복하시라고 권해드립니다.

일본인들의 건강을 챙겨주는 전통 발효 식품 낫토 속의 나토키나제(2,000FU 이상)는 혈전 용해에 도움이 됩니다. 기름기 많은 음식을 많이 섭취하는 중국인들의 혈관을 관리해주는 홍국은 중성지방을 내려주는 데 도움이 되어 천연 스타틴이라고 부릅니다.

병풀 추출물은 세포벽을 짱짱하게 만들어줍니다. 마데카솔 연고에도 병풀 추출물이 들어있는데, 아시아티코사이드와 같은 성분들이 섬유아세포(Fibroblast)를 자극하여 콜라겐 형성을 촉진하기 때문이지요. 병풀 추출물은 혈관 내벽의 재생도 도와주므로 정맥 순환제인 센시아 속에도 들어있습니다.

콰트로다운은 어딘가 순환이 잘 안되거나 뇌 질환, 심장질환, 정맥류 예방에 참 좋습니다. 단, 치과 치료나 수술, 시술 전후 며칠간은 쉬었다가 복용해야 합니다. 심혈관 질환으로 혈전 용해제를 복용하는 분들은 저함량으로 꾸준히 복용하면 좋습니다. 밤에 잘 때는 움직임이 적으므로 주로 저녁에 복용하는 게 좋다고 말합니다. 저의 심장, 뇌혈관 관리를 해주는 고마운 제품이기도 합니다.

+ 약국 사례

- 청주 오창약국 김진태 약사

약국에서 근무하는 직원 어머님이 혈압은 경계치이고, 콜레스테롤이 높습니다. 저녁이 되면 발목의 경계가 없어질 만큼 퉁퉁 부어 센시아를 먹을까 생각 중이었습니다. 나토키나제+홍국+전칠 분말+병풀 추출물이 함유된 제품을 복용 후 4일 만에 발목 상태가 저녁이 되어도 아침처럼 멀쩡하다고 합니다.

5장

혈액이 도달해야
상처가 복구된다

- 고순도 헴철 제제의 활용

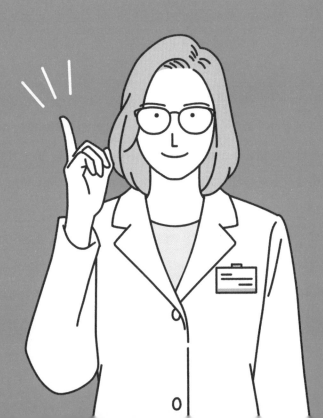

송 약사, 헴철로 활력을 되찾다

혈액 1ml에 400~500만 개의 적혈구가 있고, 한 개의 적혈구 안에 2억 8,000만 개 정도의 헤모글로빈이 있습니다. 한 개의 헤모글로빈에는 4개의 헴(heme)이 있는데, 피가 붉은 이유는 적혈구 내에 있는 헴 때문입니다.

헴은 포피린링 안에 철분이 들어있는 구조를 하고 있습니다. 철분은 산소와 결합하여 조직에 산소를 공급하는 중요한 일을 하는데요. 연탄가스를 맡으면 연탄가스 속의 일산화탄소가 산소보다 더 빨리 철분과 결합하여 산소 공급이 차단되므로 생명을 잃기도 하는 것입니다.

합성 철분과 헴철의 차이점은 헴철은 포피린링을 만들 필요가 없다는 점입니다. 포피린링을 만드는 데는 매우 복잡한 과정을 거쳐야 하지만, 헴철을 먹어준다면 헴의 형태로 철분을 공급받기 때문에 인체에

헤모글로빈(Hemoglobin)과 헴(heme)

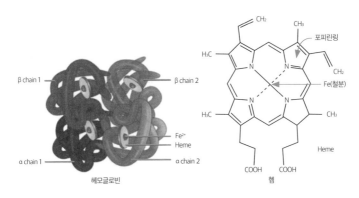

헤모글로빈

헴

곧바로 사용될 수 있는 장점이 있습니다. 헴철을 만들 때 단백질 불순물을 얼마나 제거하느냐가 순도를 결정하는데, 보통 1~2%의 제품이 대부분입니다. 팜스 슈퍼 헴철은 고순도 헴철로서 순수한 헴의 구조에 가까운데요. 헴철 1포당 약 12mg의 철분을 함유하고 있습니다. 합성 철분과 헴철은 흡수 통로가 다릅니다. 헴철은 합성 철분에 비해서 흡수력이 2배가량 높다고 볼 수 있습니다.

항상 빈혈증에 시달렸던 제 몸을 살린 첫 번째 영양소는 바로 헴철입니다. 그동안 여러 가지 철분 제제나 페리친 제제도 먹었지만 이렇게 맛 좋고, 위장 장애, 변비 부작용 없이 흡수력이 뛰어난 헴철은 처음입니다. 팜스 슈퍼 헴철은 돼지 혈액을 원료로 만들었습니다. 그간 조아제약의 훼마틴 엠플이 굉장히 반응이 좋았습니다. 훼마틴은 페리친 형태로 저장 철분 상태의 제품이라 할 수 있는데, 액상 타입이라서 흡수력이 좋습니다. 하지만 그냥 먹으면 비린 맛에 비위가 상하므로 비타민 음료나 주스에 타서 먹는 게 좋습니다. 철분은 비타민C와 같이 먹으면 흡수력이 증진되지요. 하지만 저는 훼마틴 엠플의 비린 맛 때문에 음료수에 타서 먹어도 먹기가 매우 곤욕스러웠습니다.

훼마틴은 말 비장에서 추출한 혈액으로 만든 제품인데요. 말은 성격상 뜨거운 성질을 가지고 있고, 돼지는 약간 서늘한 성질을 가지고 있습니다. 대부분은 돼지 혈액으로 만든 헴철과 말 비장으로 만든 훼마틴을 먹는다고 해서 문제가 되지 않습니다. 그러나 아주 예민한 체질을 가진 사람은 약간의 거부감을 나타내기도 합니다. 돼지는 서늘한 성질을 가지고 있으니 하복부가 아주 냉한 사람은 간혹 설사가 나거나 배가 아플 수도 있습니다. 이런 분은 말 비장으로 만든 훼마틴이 몸에 잘 받을 수 있습니다. 반대로 열성 체질인 사람이 훼마틴을 복용한 후에 알러지 반응이 나타날 수 있습니다. 이런 사람은 돼지로 만든 헴철이 몸에 잘 받겠지요. 하지만 훼마틴은 헴철이 아니므로 포피린링을 만드는 단계가 필요하니 흡수력은 상당히 차이가 날 것입니다.

현대인의 체질은 점점 열성 쪽으로 변화되고 있는 것 같습니다. 영양 부족보다는 영양 과잉에 가깝지요. 채소, 야채보다 육식을 더 즐기고, 첨가물이 많이 들어있는 패스트푸드, 청량음료를 즐기는 시대입니다. 하지만 양질의 영양소는 오히려 결핍된 식생활을 하고 있어서 문제입니다.

　고령이면서 위장 기능이 매우 약한 사람은 헴철을 한 포 다 받아들이지 못하는 경우가 있습니다. 이런 분들은 물에 희석하여 오전과 오후로 나누어 먹어주면 흡수가 잘 됩니다. 사람을 그릇으로 비유하면 큰 대접 같은 사람도 있고 작은 종지 같은 사람도 있습니다. 자신의 체질에 맞추어 용량을 조절할 필요가 있습니다.

　헴철은 대부분 문제없이 잘 먹는 편이고, 5~6세 아이들도 한 포를 다 먹는다고 해서 큰 이상 반응이 나타나지 않습니다. 하지만 어린이들이 꾸준히 복용하는 경우에는 2~3일에 한 포를 먹는 것이 바람직합니다. 아주 어린 아기들은 1/5~1/4포 정도 먹이고 나머지는 엄마가 먹는 것도 좋습니다.

　아이들의 성장기에는 충분한 혈액이 필요합니다. 우유나 모유, 이유식만으로 충분한 철분 보충이 어렵습니다. 키가 작아서 고민하는 아이들에게 미네랄과 함께 헴철을 먹게 하면 성장에 도움이 되고, 공부할 때 집중력을 높여줍니다.

　저는 헴철을 먹고 나서부터 운전할 때 아련하게 머리가 멍해지는 현상이 없어졌습니다. 특히 운전하면서 터널을 통과할 때 정신이 몽롱해지기도 했거든요. 합성 철분은 변비나 위장 장애뿐만 아니라 과량 복용 시 몸에 축적되고 활성산소로 작용하기도 하지만, 헴철은 꼭 필요한 양만 흡수됩니다. 미네랄 제제와 더불어 복용할 때도 흡수 통로가 달라서 큰 문제가 되지 않습니다.

이명증, 어지럼증, 이석증에 탁월한 헴철+전칠삼

제가 운영하는 만수약국은 부산 영도구에 있고 고령층이 주고객입니다. 약국을 방문하시는 어르신들의 얼굴을 살펴보면 대부분 혈 부족 상태인 분들이 많습니다. 60세가 넘어가면 우리 몸의 대사 효소 중 40%가량이 없어집니다. 소화 효소도 마찬가지입니다. 그러니 음식을 먹어도 혈액을 잘 만들지 못합니다.

게다가 노인들은 치아가 성치 않아서 소화가 잘 안되는 육류 섭취를 꺼리는 경향이 있습니다. 자식들이 드시라고 성화하여 고기 몇 점을 먹고 소화를 못 시켜서 며칠을 고생하기도 합니다. 또 여러 가지 복용하는 약 속에 함께 포함된 위장약들 때문에 먹은 음식으로 혈액을 만들기가 어려운 게 사실입니다. 이런저런 이유로 노인들은 혈액 부족에 시달립니다. 그러므로 뇌에 어떤 이상이 없더라도 어지럽고, 기억력이 떨어지기 마련입니다. 혈액의 25%가 머리 쪽으로 가야 하는데, 혈액이 부족하니 산소를 잘 날라주지 못해서 당연히 기억력이 떨어집니다.

약국에 붙여놓은 거울을 함께 보면서 눈꺼풀을 젖혀보면 창백한 분이 아주 많습니다. 하지만 합성 철분은 위장 장애와 변비가 따라오니 노인들이 드시기를 주저합니다. 제가 기운이 없고 혈색이 창백한 노인분들에게 헴철을 드시라고 권하면 며칠 드시고 나서 어떤 보약보다 낫다고 말씀하십니다.

얼마 전, 체구가 아주 작은 70대 할머니께서 약국에 방문하여 아랫배에 힘이 없다고 하셨습니다. 대화를 나눠보니 육류를 거의 안 드시고, 혼자 사시다 보니 잘 챙겨 드시지 않아서 혈색이 좋지 않았습니다. 그래서 보름 동안 헴철을 하루에 두 번 드시고 이후에 한 포로 줄여서 드시라고 말씀드렸습니다. 얼마 후 약국에 방문하신 할머니께서는 배에 힘이 없는 증상과 걸어가다가 힘이 없어서 쉬었다 가는 증상이 사라졌다고 하셨습니다. 그 이후에도 이분은 수개월째 헴철을 사러 약국에 오셨는데요. 이젠 얼굴이 제법 불그스름해지고 체력이 좋아지셨습니다.

혈액은 골수에서 만들어져 비장에서 파괴되기까지 약 4개월 정도 걸리므로 젊은 분들은 헴철을 4개월 동안 기본으로 드시라고 말씀드리고, 노인분들은 흡수력이 약하고 혈 부족증도 심한 분이 많아서 최소한 6개월 정도 드시라고 말씀드립니다.

이명증이나 현기증이 심한 분에게는 헴철과 함께 막힌 곳을 뚫어주는 최고의 혈액순환제인 전칠삼 액상 제제를 같이 드리기도 합니다.

이 2가지를 몇 달 연달아서 복용하면 현기증도 낫고 훨씬 기운이 나면서 혈색이 화사해집니다.

귀로 가는 혈관은 매우 좁아서 적혈구의 크기보다 더 좁게 생겼습니다. 적혈구가 건강해야 변형하여 좁은 혈관을 통과할 수 있습니다. 반면, 적혈구의 모양은 갖추었으나 기능이 떨어지는 적혈구는 구부러지거나 접혀서 좁은 혈관 안으로 통과하지 못합니다. 그러므로 귀 쪽으로 가는 혈관이 막혀있거나 건강한 혈액이 충분하지 않으면 현기증이나 이명증을 느끼는 경우가 많습니다.

이석증에 걸리면 천장이 빙글빙글 돌면서 어지럽습니다. 이석이 움직이는 까닭이 무엇일까요? 달팽이관을 꽉 조여주지 못하므로 이석이 움직이는 것이고, 그렇게 되는 원인은 체력과 면역력이 저하되었기 때문입니다. 이석증, 이명증, 현기증에는 전칠삼 사포닌과 헴철을 며칠 복용하기만 해도 좋아지는 경우가 많습니다. 재발 방지를 위해 몇 달 연달아서 드시고는 전체적인 체력까지 회복되는 분들이 허다합니다.

한방의 개념으로 이석증이나 이명증을 살펴보면, 신(腎)은 귀로 개규하니 신허(腎虛)증이 귀 쪽 문제를 일으키는 것으로 해석할 수 있습니다. 이럴 때 육미지황탕을 함께 복용하거나 부신 영양소를 같이 먹어주면 체질의 약점을 보완해주는 영양소가 될 것입니다.

헴철은 낱개로 구입할 수도 있습니다. 어느 날 발표를 앞둔 딸이 감기가 도통 안 낫는다고 걱정하는 어머니에게 감기약과 함께 헴철 3포를 같이 먹게 하라고 드렸습니다. 며칠 후 어머니가 오셔서 딸이 발표도 너무 잘했고, 어쩜 감기가 뚝 떨어지냐고 하면서 한 달분을 사 가신 적이 있습니다.

약국 단골 할머니 한 분은 손자들이 감기만 걸렸다 하면 헴철 몇 포를 사 가시는데, 이것만 먹이면 '감기 뚝'이라고 하십니다. 감기약이 약해서 안 낫는 것이 아니라 체력이 달리고 면역력이 떨어져서 바이러스를 이길 힘이 부족한 것입니다. 자꾸 독한 감기약만 먹지 말고 헴철로 혈 보충을 해주든지 면역증강제로 면역력을 올려야 고생을 덜하게 됩니다.

늘 다정하게 같이 다니는 70대 부부도 감기에 심하게 걸렸을 때 헴철을 하루 2포씩 며칠 드시면 금방 회복된다고 하십니다. 충분한 혈액 보급은 질병을 이겨내는 가장 빠른 방법입니다. 폐경 전 과다출혈로 고생했던 저도 헴철을 복용한 이후 혈색이 돌아오고 웬만한 일을 해도 지치지 않게 되었습니다.

+ **약국 사례**

- 경기도 광주시 이화약국 현학자 약사

약국에 방문한 86세 할머니께서 입이 바싹 마르는데 물을 먹어도 소용없고, 입술이 들러붙어 말하기도 힘들다고 호소하셨습니다. 헴철 10포와 나노 커큐민 10포를 아침저녁으로 한 포씩 드시라고 드렸습니다.

일주일 후 오셔서 "그거 먹으니 입이 안 마르던데." 하시길래 꾸준히 혈액과 체액을 보충해주시고 독소들을 내보내야 건강 유지가 되고 치매 예방도 된다고 말씀드렸습니다. 그런 후에 한 달분씩 가져가시는 게 저렴하게 드실 수 있는 방법이라고 길게 설명하자 한참 고민한 끝에 가져가셨습니다. 보통 어르신들은 경제적으로 여유롭지 못하셔서 설득이 쉽지 않기 때문에 꼭 필요한 2가지 정도만 드시게 하고 재구매할 때 추가하시라고 권하는 편입니다.

빈혈의 악순환 고리
: 혈 부족증일 때 나타나는 현상 1

요즈음 너무 잘 먹어서 혈액이 넘치기도 하지만, 빈혈에 시달리는 분들도 많습니다. 검사 결과, 혈색소가 부족하다고 나오지 않아도 사실은 혈 부족증인 경우도 있습니다. 건강한 혈액은 구조가 잘 구성되지만, 스트레스를 받고 몸이 염증 상태라면 4개의 헴 구조가 깨어져서 불완전한 헤모글로빈 모양을 가지는 경우도 많다고 합니다. 이럴 때는 검사상 혈색소는 부족하지 않지만 실제로는 산소를 나르는 혈액의 고유 기능을 잘 수행하지 못합니다.

다음과 같은 증상이 있다면 혈액이 충분하지 못한 것입니다. 혹시 이러한 증상이 있는지 한번 살펴보시기 바랍니다.

❶ 빈혈이 있는 사람은 혈색이 희멀겋고, 눈꺼풀을 젖혀서 보면 혈

색소가 좀 부족합니다.

❷ 손이나 손톱의 색깔이 붉지 않고 창백하게 보입니다. 반대편 손톱을 살짝 눌렀다가 떼보면 붉은색이 금방 돌아오지 않아도 빈혈이라고 합니다.

❸ 몸이 좀 차갑습니다. 심장과 거리가 먼 말초 쪽으로 충분히 혈액이 공급되지 않으니 손발이 시리면서 전체적으로 추위를 타게 됩니다. 헴철을 몇 개월 복용하면 추위를 잘 타던 분도 추위를 훨씬 덜 타게 됩니다.

❹ 혈액이 부족하면 머리가 맑지 않고 기억력이 떨어집니다. 혈액이 부족하니 머리 쪽으로 산소 공급이 잘 되지 않아서 항상 머리에 안개가 낀 것 같고, 나도 모르게 깜박깜박하고 졸릴 수가 있습니다. 이런 현상은 노인들에게 자주 나타납니다. 저의 시어머니께서도 TV를 보시다가 어느 사이에 졸고 계십니다. 집중이 잘 안되고 건망증이 심하다면 빈혈일 수 있습니다. 학생들에게 시험 기간만이라도 흡수력 좋은 헴철을 먹게 한다면 졸음이 덜 오고 집중력이 좋아져서 성적이 향상될 수 있습니다.

❺ 빈혈 상태가 되면 햇빛을 쳐다볼 때 눈이 시리다고 느끼는 경우가 많습니다. 혈 부족 상태가 되면 강한 햇빛을 견딜 수가 없기 때문입니다. 눈 영양제를 아무리 먹어도 소용이 없던 60대 초반 여성분에게 액상형 헴철과 엽산을 드렸는데, 4개월 정도 복용 후 눈이 시린 현상과 눈이 빠질 듯이 아픈 증상이 없어졌습니다. 혈액이 부족하니 시신경이 제대로 작동하기 어려웠던 모양입니다.

⑥ 빈혈이 생기면 피로감이 자주 오고, 피부가 창백한 색을 띠며, 부족한 혈액을 빨리 돌려주기 위해서 심장박동이 빠르고 불규칙해질 수가 있습니다. 숨이 차거나 가슴에 통증을 느낄 수도 있고, 손발이 차거나 저린감을 느낄 수 있습니다. 그래서 부정맥 처방약을 복용 중인 분에게 헴철도 같이 드시라고 권하면 금방 좋아져서 나중에는 부정맥약을 끊게 되는 분도 있습니다.

⑦ 쥐가 잘 나서 마그네슘 제제를 사러 오신 분들을 살펴보면 혈색이 아주 희멀건 분이 많습니다. 이런 분에게는 단순히 미네랄 부족증이 아니니 최우선으로 혈 부족증을 해소하시라고 설명합니다. 또 혈액순환제를 달라고 하는 분들도 많은데요. 이런 분들 중 혈액 자체가 부족하니 순환이 제대로 안 되는 경우가 많습니다. 저는 먼저 흡수력이 좋은 헴철 제제를 드시라고 권해드립니다. 혈액이 부족해지니 저리고 쥐가 나고 순환이 잘 안되기 때문입니다.

환자의 요구나 증상만을 듣고 제품을 드리지 않고 그 사람 얼굴을 살펴보고 원인을 해소하는 제품을 드리는 것이 제가 약국을 운영하는 방법입니다. 그래서 이런 점을 좋게 생각하셔서 건강상 문제점이나 궁금증이 생기면 우리 약국에 와서 물어보는 사람들이 많고, 건강이 좋아지면 주변 분들을 소개해 주시기도 합니다.

빈혈의 악순환 고리
: 혈 부족증일 때 나타나는 현상 2

멀미가 잘 나는 사람도 대개는 위장이 약하지만 빈혈인 경우가 많습니다. 혈액이 충분해지면 멀미도 거의 안 하게 됩니다. 저도 멀미로 고생이 심해서 버스를 타면 기사님 바로 뒷자리에 앉아 가곤 했는데, 질 좋은 헴철 제제를 복용한 이후 멀미를 안 합니다.

비위에 수분이 정체되어 멀미하는 사람도 있는데요. 수독(水毒) 증세를 해소해주는 영계출감탕이나 반하사심탕 같은 한방 과립 처방이 도움을 주기도 합니다. 혈액이 부족하여 위장이나 머리 쪽으로 혈액 공급이 안 되면 멀미가 나거나 두통이 올 수 있습니다.

식후에 식곤증 때문에 너무 졸음이 온다면 빈혈일 가능성이 큽니다. 먹은 음식을 소화하기 위해 피가 위장으로 쏠리니 평소에 피가 부족한 사람은 식곤증을 더 심하게 느낄 수 있습니다.

그렇다면 임신 초기에 입덧은 왜 생길까요? 엄마의 몸속에 피가 부족한데 아기한테까지 혈액을 보내 줘야 하므로 엄마의 위장으로 가는 혈액이 부족해지겠지요. 그 결과로 입덧을 한다고 볼 수 있습니다. 이런 경우도 엽산, 비타민B6와 더불어 헴철을 복용하여 혈 부족증을 해소한다면 입덧이 차츰 가라앉을 것입니다.

밖으로 나타나는 현상은 해당 장기에서 부족증이나 과잉증을 호소하는 소리로 알고 잘 살펴볼 필요가 있습니다. 내 몸이 보내는 신호를 흘려버리지 않고 잘 파악한다면 큰 병으로 가기 전 미병 상태에서 영양소로 다스릴 수 있습니다. 이런 역할을 약사님들이 해주면 좋겠지요.

생리할 때 두통이 오는 것도 역시 혈 부족증으로 봅니다. 자궁을 혈의 바다(血海)라고 표현하는데, 생리통이 유달리 심한 사람은 PGE2라는 염증성 사이토카인 때문이기도 하지만, 자궁 내에 혈액이 부족한 상태에서 생리혈로 배출되니 자궁이 더 수축하고, 쥐어짜게 됩니다. 그 결과로 통증이 심해지는 것입니다. 요즘 새로이 출시된 강력한 PGE2 억제성분인 GLA40을 하루 한두 알 복용하면서 헴철도 함께 먹으면 심한 생리통도 점차 좋아질 수 있습니다. 사춘기 딸을 둔 엄마들은 자녀가 생리통이 심하다고 하면 진통제만 사다 주지 말고 생리통의 원인을 찾아서 해결해주는 영양소 요법을 해주기 바랍니다.

혈액이 부족하면 피가 있을 자리에 물이 고이게 됩니다. 많이 먹지도 않았는데 자주 붓는 사람도 빈혈증을 의심할 수 있습니다. 그런데 1%만 더 부어도 벌써 무릎 등 관절에 무리가 오게 됩니다.

우리 약국에 MSM과 칼슘제를 먹어도 금방 관절이 좋아지지 않는 50대 초반 여성이 방문했습니다. 얼굴을 살펴보니 혈색이 안 좋고 푸석 푸석 부어 있더라고요. 그래서 MSM과 칼슘에다 부족한 피를 채워주는 헴철을 하루 1포 드시고, 막힌 혈액을 뚫어주는 전칠삼 사포닌도 같이 드시라고 말씀을 드렸습니다. 이렇게 드신 여성으로부터 며칠 후 전화가 왔습니다. 부기가 쫙 빠지면서 관절 부위가 훨씬 편하다고 하더라고요. 잘 낫지 않는 관절염에는 반드시 혈액을 채워주고 부기를 내리면서 순환시켜야 좋아집니다.

혈액이 부족하면 순환이 잘 안되므로 온몸이 항상 찌뿌둥하면서 아프고 컨디션이 나쁩니다. 대사되지 않은 찬물이 몸에 고이니 추위를 많이 타게 되고, 고여서 정체된 수분에 유해균이 서식하게 되면서 만성 장염도 따라올 수 있습니다. 여성들은 빈혈이면서 하복부가 차가운 상태가 지속되면 균 교대 증상이 생기므로 칸디다균에 감염이 잘 됩니다. 이런 경우도 계속 항생제, 항진균제 처방만 받을 것이 아니라 헴철과 장기능을 도와주는 유산균을 함께 복용하면 질염도 좋아집니다. 만성적인 질염, 방광염에 GLA40과 나노 커큐민에 프로폴리스가 가미된 제품을 복용 후 좋아진 분들이 많습니다. 계속 항생제 처방만 받지 말고 영양소 요법으로 원인을 다스려보세요.

빈혈이 있으면 저혈당에도 잘 빠지게 됩니다. 다리가 후들거리고, 갑자기 기운이 빠지니까 식사 시간이 안 되었는데도 허기가 집니다. 그러면 패스트푸드나 빵, 떡 등 달달하지만 영양가 없는 간식을 허겁지겁 먹게 되고 막상 식사 시간에는 입맛이 없어집니다. 이것이 반복되면 몸과 얼굴은 빵처럼 부푸는데, 진짜 혈액과 근육은 부족하고 대사되지 못하고 정체된 물로 인해 붓게 되며 지방만 계속 늘어나게 됩니다. 질 나쁜 식사가 반복되면 비만과 당뇨, 위장 장애, 장누수증후군, 관절염, 몸살, 통증 등의 만성 질환까지 연쇄적으로 따라 오는 경우가 많습니다. 빈혈증의 악순환이지요.

반면 빈혈증이 해소되면 식사 중간에 뭔가 주전부리하고 싶은 생각이 줄어들고 세 끼니만 먹어도 든든합니다. 여러분 중에도 이러한 분들이 많이 있을 것입니다. 어쩌면 진정한 다이어트는 질 좋은 빈혈약을 먹는 것인지도 모릅니다. 충분한 혈액이 채워지면 간식을 찾지 않게 되고, 훨씬 활기찬 생활을 할 수 있으며, 부기가 빠지니 저절로 다이어트가 됩니다.

전문약은 증상 완화에는 빠르지만 부작용이 따라오고, 약을 떼면 다시 재발하는 경향이 있습니다. 하지만 몸 자체의 약점을 도와주는 영양소 요법은 근본적인 대책이 되므로 가장 이상적인 치료법이라고 할 수 있습니다. 하지만 체질에 따라서 그 방법도 여러 가지이고, 질병이 오랫동안 진행되었을수록 영양소 요법으로 좋아지는 시간도 그만큼 더 오래 걸린다는 점을 기억해야 합니다. 상담을 잘하는 약사는 질병이 생기게 된 원인을 잘 파악하는 약사이겠지요. 저도 그런 약사가 되려고 노력 중입니다.

사춘기 여학생이
텐텐이 먹고 싶어진다면?

우리 약국의 간판과 선팅을 수리·보수해주는 간판집 사장님이 저녁 늦게 어린이 영양제 텐텐 한 통을 사러 왔습니다. 벌써 손주를 보았나보다 생각했는데 그게 아니고 입시 공부 중인 딸이 텐텐이 먹고 싶다고 해서 사러 왔다고 했습니다. 그 딸은 성악을 공부하고 있다고 합니다.

"사장님, 그건 피가 모자란다는 신호입니다. 키도 커야 하고, 공부도 해야 하고, 생리도 하므로 혈액이 모자라면 뭔가 자꾸 먹고 싶은 거예요."

제가 이렇게 설명하니 그 사장님은 "약사님 말이 맞는 거 같다."며 맞장구를 쳤습니다. 아닌 게 아니라 요 며칠간 딸이 생리 중이라는군요. 그래서 어린이 영양제인 텐텐과 함께 맛도 좋고 위장 장애 없는 고순도 헴철을 한 통 사 갔습니다.

저도 중고생 시절에는 빈혈에 시달렸는데요. 그때는 왁스로 마룻바닥을 윤기 내느라(그 당시는 학교에서 그런 일도 시켰답니다) 쪼그리고 앉았다가 일어서면 핑글 돌기도 했습니다. 우리 집은 그리 못 사는 편은 아니었는데도 알뜰한 엄마에게 보약을 지어 달라고 하면 부담되실 것 같아서 말씀을 못 드렸습니다. 만약 사춘기 시절에 빈혈약을 챙겨 먹었더라면 키가 10cm는 더 자랐을 것 같습니다. 조금 작은 키가 인생살이에 큰 지장을 준 것은 아니지만 옷을 입어도 맵시가 잘 나지 않아서 불만족일 때가 가끔 있습니다.

빈혈 상태가 되면 학생들은 아침에 일어나기가 힘듭니다. 겨우 일어나서 아침 식사를 하는 둥 마는 둥 하고 학교에 가면 1~2교시에는 집중이 안 되어서 멍하게 보내는 경우가 많습니다. 특히 여학생에게 질 좋은 헴철 제제를 먹게 한다면 공부할 때 집중도 잘 되고, 생리통도 줄어들고, 키도 클 수 있으니 사춘기 여학생의 최고 보약은 바로 헴철이 아닐까 생각합니다.

약사 엄마의 딜레마

40대 후반에 늦둥이 딸을 임신했을 때 임신중독증이 생겼습니다. 일찍 결혼해서 젊을 때 출산해야 산모와 아기가 모두 건강할 텐데, 첫아들을 낳은 지 한참 지나서 늦은 나이에 임신했으니 아무래도 몸에 부담이 된 것 같습니다. 아기를 내 몸에서 수용할 능력이 모자라서 임신중독증이 생겼을 것이라 짐작합니다. 임신 후 7개월쯤인가 목욕탕에 갔다가 갑자기 숨이 차서 얼른 집으로 온 적이 있습니다. 나중에 보니 폐에도 물이 찼더라고요.

몸 상태가 위험해 대학병원에 입원했습니다. 처음에 발작을 일으키지 말라고 맞은 마그네슘 주사는 고농도로 들어가서 그런지 불같이 뜨거운 느낌이 들었는데, 결국 다 토하고 말았습니다. 혈압이 200~220까지 오르고 마지막에는 눈이 볼록렌즈로 보는 것처럼 보이더라고요.

한계에 다다랐을 때쯤 제왕 절개로 출산하고, 딸아이는 2kg이 넘어서기까지 35일간 인큐베이터에서 지내다가 집으로 왔습니다. 병원에 입원하러 갈 때는 초봄이라 나뭇가지에 잎이 별로 없었는데, 10여 일이 지난 후 퇴원할 때 보니 나뭇가지마다 무성한 잎이 달려있어서 딴 세상에 온 듯했습니다. 저도 딸아이도 아무 이상 없이 무사한 게 얼마나 다행이었는지 모릅니다.

이렇게 8개월이 조금 넘어서 출산한 딸아이는 집에 와서 3개월 정도 우유를 너무 조금씩 먹어서 우유를 먹이는 데만 한 시간이 걸리고, 먹은 우유를 소화시키는 데 또 한 시간 걸렸습니다. 저는 누워서 잠도 제대로 못 잔 채 아기를 안고 지냈던 것 같아요. 그 이후 딸아이는 남편이 지극정성으로 좋다는 영양제를 열심히 챙겨 먹인 덕분에 큰 키는 아니지만 잘 자라고 있습니다.

딸아이는 소음인 체질로 위장이 약하고 입이 짧은 편입니다. 얼굴이 노르스름하게 보여서 제가 헴철을 먹으라고 챙겨주면 대답만 "응~" 하고는 안 먹을 때가 많습니다. 방 청소를 해주다 보면 헴철은 그대로 있고, 몰래 먹다 남은 과자봉지나 컵라면이 나옵니다. 이것이 약사 엄마의 딜레마입니다.

저 역시도 젊은 시절에는 다급하지 않으면 약 종류를 잘 안 먹으려 하고 40대 중반이 넘어서야 몸에 좋은 것들을 챙겨 먹기 시작했습니다. 약국에 방문하는 아가씨들이 생리통약을 달라고 할 때 며칠만이라도 헴철을 같이 먹는 게 좋다고 아무리 말해줘도 그냥 진통제만 사 가기 일 쑤랍니다. 젊을 때는 아직 살아갈 에너지가 넘쳐서 그런가 봅니다.

그래도 다행인 것은 딸아이가 저처럼 독립심이 강한 편입니다. 학원이고 독서실이고 자기가 다 알아서 선택합니다. 살기 어려운 환경에서 잉태되고 거기서 살아남았으니 삶을 극복하는 능력이 좀 강한 건지 모르겠습니다. 저는 항상 딸에게 말합니다. 내 이익만 챙기려 하지 말고, 항상 남에게 양보하고, 다른 사람에게 도움이 되는 사람이 되라고요.

하지불안증후군에
도움이 되는 영양소

파킨슨병과 하지불안증후군의 공통적인 원인은 도파민 부족증입니다. 파킨슨병은 대뇌 흑질에서 도파민이 잘 안 만들어져서 사지와 몸이 떨리고 경직되는 중추신경 계통의 질환입니다. 하지불안증후군이 있으면 밤에 자려고 할 때 다리 쪽에 찌릿한 감각이 생기므로 불편해서 잠을 못 자게 됩니다.

티로신이라는 아미노산에 티로신하이드록실레이즈(Tyrosine hydroxylase)라는 효소가 작동하면 -OH기가 붙어서 도파민이 만들어집니다. 그런데 티로신하이드록실레이즈 효소가 작동하려면 조효소로써 철분과 엽산이 꼭 필요합니다. 그래서 철분과 엽산을 충분히 공급해 준다면 도파민이 잘 만들어져 하지불안증후군이 개선될 수 있습니다. 실제로 하지불안증후군에는 고함량의 철분제를 주사제로 투여합니다. 하지만 합성 철분을 고함량 투여하다 보면 펜톤 반응 때문에 다량의 활성산소가 발생될 수 있습니다. 이런 활성산소는 뇌세포에 안 좋은 영향을 미쳐서 하지불안증후군이 파킨슨병으로 발전될 수도 있다고 합니다.

잠을 잘 자게 만드는 멜라토닌도 트립토판이라는 아미노산에 -OH기를 붙여주면 생성됩니다. -OH기를 붙여주는 효소인 하이드록실레이즈(Hydroxylase)가 작동하기는 굉장히 어려운 반응이라고 하는데, 조효소의 성분으로 철분과 엽산이 꼭 필요합니다.

정리해보면, 철분이나 엽산이 부족해지면 불면증이 생기고, 하지불안증후군, 파킨슨병까지 유발할 수 있다는 것입니다. 철분이 부족해지면 뇌 쪽으로 산소 공급이 원활치 않아서 건망증이나 치매가 생길 가능성이 큽니다. 피는 생명의 근원이라고 하는데요. 혈액이 부족하게 되면 단지 어지럽고 기운이 없는 것에서 그치지 않고 뇌신경 질환도 생길 수 있다는 점을 꼭 기억하기 바랍니다.[1]

---

1   출처: Front. Aging Neurosci., reivew article 18 July 2013

염증이 있으면
철분의 흡수를 줄인다

+

빈혈이 생기는 원인에는 몇 가지가 있습니다. 철 결핍성 빈혈은 철 부족이 원인이고, 거대 적아구성 빈혈은 비타민B12, 엽산 부족이 그 원인입니다. 용혈성 빈혈은 자가면역이 주원인입니다.

이 중에 가장 빈번하게 일어나는 것은 철 결핍성 빈혈입니다. 특별한 질환이 없는 가임기 여성이 빈혈이 있을 때는 대부분 철 결핍성 빈혈이라고 해도 무방합니다.

그런데 류머티스나 루푸스 등의 염증성 질환이 있는 사람이나 만성 폐질환, 만성 심장질환, 만성 신장질환이 있는 사람도 빈혈증이 잘 생깁니다. 체내에 염증이 있으면 염증이 있을 때 생성되는 사이토카인 IL-6는 간에서 Hepcidin이라는 단백질의 생성을 촉진하게 되는데,

Hepcidin은 세포 내에서 철분이 밖으로 나오는 것을 막는다고 합니다.[1]

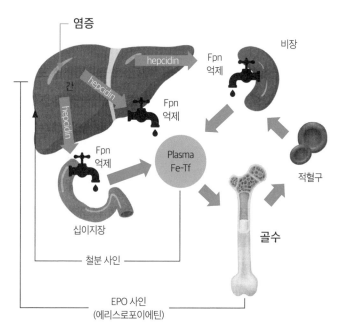

염증이 있으면 hepcidin이 간, 십이지장, 비장에서 철분 통로인 Ferroportin(Fpn)을 차단한다.

    장 상피세포에서 철분이 혈류로 방출되고, 대식세포에서도 철분이 혈류로 방출되는데요. Hepcidin은 세포 바깥으로 철분이 방출되는 것을 억제하기 때문에 체내 철분 결핍상태를 유도한다고 합니다. 그러니 체내 염증이 있으면 체내 철분이 있어도 사용하지 못하게 되는 것

---

1   출처: Blood Res. 2013 Mar;48(1): 10-15

입니다.

또 체내 염증이 증가된 상태에서는 골수에서 백혈구 생성량은 증가시키고, 적혈구 생성량은 줄인다고 합니다. 세균이 침범한 위급상황이니 적군을 물리치기 위해 군사 역할을 하는 백혈구 수를 늘리는 것입니다. 철분은 세균의 활동을 더욱 활발하게 만드는 원료가 되므로 체내에서 철분부족증을 유도한다는 의견도 있습니다. 비유하자면 전쟁 중 아군에게 식량을 보급하려다가 적군에게 빼앗길 수 있으니, 성 안의 백성들이 좀 굶주리더라도 식량 보급을 보류하는 상황을 떠올려보면 이해가 될 것 같군요.

또 염증 상황에서는 신장에서 EPO(에리스로포이에틴) 생성이 줄어든다고 하고, 어떤 이유에서인지 적혈구의 수명도 짧아진다고 합니다. 그러니 염증 수치가 높은 상황에서는 빈혈약을 먹어도 효과가 잘 안 나타날 수 있으니 GLA40을 먹어서 먼저 염증 수치를 낮춘 후에 빈혈약을 먹는 것이 더 효율적이라고 할 수 있습니다.

6장

나노 커큐민은 통증 킬러

- 고순도 나노 커큐민의 활용

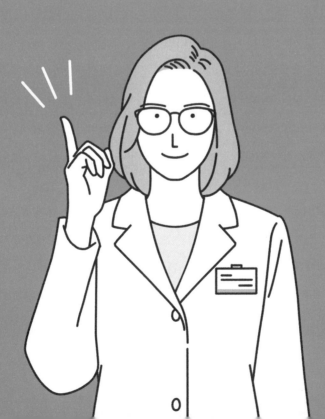

YOU Name it
나노 커큐민

제가 약국에서 고객들에게 영양소를 권하기도 하지만 사실 저 역시 여러 가지 영양소를 복용하고 있습니다. 갱년기에 접어들면서 건강에 더 신경 써야 할 나이이기도 하고, 여러 가지 일을 동시에 해나가려면 체력이 뒷받침되어야 하기 때문입니다. 약사도 몸뚱이가 재산인 직업입니다. 몸이 안 좋으면 환자들에게 자세히 설명해주기 힘들고 일하는 자체가 귀찮아지더라고요. 많은 업무를 감당하려면 탄탄한 체력은 기본입니다. 약국 업무가 은근히 중노동에 가깝거든요.

제가 먹는 영양소 중에서 제일 좋아하는 영양소를 한 가지 꼽으라면 나노 커큐민인데요. 분말 타입과 프로폴리스가 함유된 정제가 있습니다. 저에게는 분말 타입이 잘 맞습니다. 이 제품을 왜 좋아하냐면 하루 1포 복용 후 피로감이 별로 없고, 컨디션이 최고이기 때문입니다. 그리고 숙면이 되어 다음날 상쾌하게 일어날 수 있고, 항산화 효과가 있어서 피부가 맑아지고 시력이 좋아집니다. 게다가 당 독소를 제거하니 당뇨병 예방을 해주고 어쩐지 뻐근하던 통증도 개선되었습니다.

이 제품을 개발한 김홍진 박사는 "YOU Name it"이라고 말합니다. 내가 가져다 붙이는 대로 다 적용된다는 말인데요. 일종의 만병통치 개념이랄까요? 송 약사가 과대광고를 한다고 생각할 수도 있겠지만 실제로 이 제품을 먹어보거나 고객들에게 건네보면 'YOU Name it'이라는 문구가 제법 그럴듯하다는 생각이 들기도 합니다.

나노 커큐민이 그렇게 좋은 이유 몇 가지를 설명해보겠습니다. 커큐민은 당뇨병에 매우 도움이 되는 성분입니다. 여기서 말하는 커큐민은 강황이나 울금 가루가 아닙니다. 고순도 나노 파티클로 만든 흡수력 최고의 커큐민에, 라스베라트롤, EGCG, 퀘세틴 같은 고순도 항산화제가 배합된 제품을 말합니다. 강황 가루는 물에 녹지 않고 둥둥 뜨는 반면 흡수력을 증대시킨 커큐민은 에멀전화해서 수용성이 증대되므로 물에 아주 잘 녹는 성질을 가지고 있습니다. 거기다가 후추 속의 피페린을 배합하여 너무 빨리 체외로 배설되지 못하도록 흡수력을 증대시켰습니다.

커큐민의 흡수를 극대화하는
후추 속 피페린

고기를 요리할 때 후추를 뿌려 먹으면 누린내도 안 나고 더 맛있습니다. 저는 고기 종류뿐만 아니라 야채볶음에도 후추를 뿌려 먹기를 좋아하는데, 이것은 상당히 과학적인 근거가 있습니다. 고기에 후추를 뿌려 먹으면 후추 속의 '피페린(Piperine)' 성분 때문에 아미노산수송체(Amino acid transporter)가 발현되어 아미노산의 흡수가 증대됩니다. 그러니 고기 맛도 좋게 할뿐더러 후추를 뿌려 먹으면 영양 흡수도 도와주는 것입니다.

후추 속의 피페린은 약물의 대사를 천천히 하는 효과가 있어 간 대사를 더디게 해줍니다. 간에 있는 CYP450의 효소를 억제하고, 신장 배설을 할 때 사용되는 펌프인 Pgp도 억제해줍니다. 어떤 성분이 내 몸에 좋은 작용을 하려면 흡수도 잘 되어야 하고, 일정 시간 몸에 머무르면서 유효 농도를 유지해야 합니다. 먹자마자 몸속에서 빠져나오면 먹으나 마나 아닌가요?

그런데 간과 신장이 나쁜 사람이 후추를 먹으면 건강에 무리를 주지 않을까 염려가 될 것입니다. 더군다나 다른 치료용 전문약을 복용 중이라면 다른 약물의 대사나 배설을 방해할 수 있어서 큰일 나겠지요.

그렇지만 하루에 피페린 5mg 정도의 복용은 큰 문제가 아닙니다. 나노 커큐민에 후추 속의 피페린을 함께 배합한다면 흡수율이 극대화될 것입니다. 피페린을 10mg 복용하면 약물의 생체이용률(Bioavailability)이 약 2배 증가한다고 하는데요. 에피큐민에는 10% 피페린을 함유하는 흑후추 추출물이 50mg 들어있습니다. 피페린 양으로 환산하면 5mg이 함유된 셈입니다.

나노 커큐민으로
당뇨병이 좋아진 사람들

저는 당뇨병은 없지만, 친가에 당뇨병 내력이 있어서 조심해야 합니다. 빈혈이 심할 적에는 식사 시간이 되기도 전에 허기가 지는 경우 빵 같은 간식을 허겁지겁 먹곤 했는데요. 당화혈색소가 거의 6.0에 근접한 적도 있습니다. 그런데 나노 커큐민을 약 1년 정도 복용한 후 검진해보니 당화혈색소가 5.2가 되었습니다. 제가 약을 권해드린 분들의 당 수치나 당화혈색소가 낮아진 것을 여러 번 보았지만 직접 경험하게 되니 당뇨에 좋다는 생각을 굳혔습니다.

당뇨병은 만성 대사성 질환 중에서 가장 어려운 질환입니다. 당 독소는 신체조직에 끈끈하게 들러붙어서 몸 전체를 망가뜨리게 되는데요. 당화된 조직은 그 기능이 망가지게 되는 것이고 염증 상태를 의미합니다. 당 독소로부터 우리 몸을 지킬 수 있다는 것 자체가 대단한 희소식입니다. 당뇨병 억제 기전은 다음에 더 자세하게 설명하겠습니다.

- 울산 새시온약국 김시온 약사

작년에 아버님이 돌아가시고 어머님이 기력이 많이 안 좋아지셔서 걱정이었는데요. 노토진생과 헴철을 함께 드시고 기력을 회복하셨습니다. 며칠 전 에피큐민(나노 커큐민)을 따로 보내드렸더니 전화를 받는 목소리가 밝고 커지셨네요. 힘이 나고 걸을 때 다리가 후들거리지 않는다고 하시네요. 어머님이 보청기를 안 끼셔도 통화가 잘 되어 너무 좋습니다.

- 동대문 늘조은 온누리약국 김미경 약사

저는 오늘도 엔도르핀이 치솟네요. 종합병원 처방전을 처음 가져오신 단골분, 그런데 깜짝 놀랄 정도로 여러 종류의 당뇨약을 드시고 계셔서 에피큐민 60포를 건넸습니다. 원래 영양소는 하나도 안 드시던 분이었는데요. 매일 아침 당 수치를 체크하는데 160 언저리였던 것이 4일째 120 아래로 떨어져 이상하게 생각하다가 오늘 아침 노란색 원피스를 입고 일부러 약국에 오셨답니다. 너무나 좋다고, 너무나 고맙다고 말해주려고요.

- 인천 해마루약국 선양정 약사

기쁜 소식이네요. 약국 고객님이 에피큐민을 2주 먹고 마침 당 검사하러 가셨는데, 일 년째 못 잡고 있던 당화혈색소와 공복혈당이 잡혔다고 합니다. 처방약으로도 안 되던 것이 이렇게 되다니 너무 신나고 고무된다면서 고지혈증 남편이랑 중학생, 대학생 아들 둘에게도 먹이고 싶다고 합니다.

- 서울 가까운약국 김종화 약사

저는 저녁 늦게까지 근무하고 야식을 많이 먹는 편입니다. 에피큐민이 당에 효과가 좋은 것 같습니다. 제가 내당증이 있어서 공복 혈당이 115~120 사이를 왔다 갔다 하는데요. 당뇨 환자 케이스 올리신 것을 보고 오늘 아침에 당 체크를 했더니 97이 나오네요.

- 부산 해맑은약국 김성희 약사

76세 할머니께서 당뇨약을 복용 중인데요. 나노 커큐민을 드렸더니 첫 봉부터 피로가 가신다고 하셨습니다. 평소 아침 공복 혈당이 120~130인데(처방약 복용 중), 오늘 아침 100 이하로 떨어졌다고 합니다. 피부도 좀 맑아졌다고 좋아하시네요.

- 송 약사 치험례

70세 여성 당뇨환자는 공복혈당 207, 당화혈색소 9.5이고 찌릿한 신경증이 있었습니다. 2023년 4월경에 GLA40 1, 에피큐민 1, 케토글루포터 111, 공복당 조절을 위해 간장기능 제품인 메타파워 11을 두 달간 드시고 방문했는데, 공복혈당 130~150, 당화혈색소 8.7로 조절되었습니다. 찌릿한 신경증은 아직 남아있습니다. 혈색이 아주 좋아 보이고 만족해하시며 두 달분을 재구매하셨습니다.

불면증과 우울증, 치매를
예방하는 나노 커큐민

나노 커큐민이 좋은 점은 숙면을 유도한다는 것입니다. 나노 사이즈의 커큐민은 뇌의 장벽인 BBB를 통과하여 뇌 속에 작용합니다. 히스타민은 뇌에 일종의 염증유발물질인데, 커큐민은 항히스타민제 역할을 하면서 수면을 유도합니다. 그래서 사람에 따라서는 오전에 복용할 경우 너무 졸리므로 자기 전에 먹는 사람들도 많습니다. 이 점은 개인적인 차이가 있는 것 같습니다. 어떤 분은 저녁에 먹으면 오히려 잠이 안 온다는 분이 있거든요. 그런 분은 오전에 복용하면 됩니다. 숙면과 동시에 피로가 풀어지므로 다음날에 최적의 컨디션을 제공할 것입니다.

나노 커큐민이 뇌 속에서 작용하는 것을 잘 활용하는 울산 김시온 약사님은 우울증 환자가 복용해서 아주 드라마틱한 효과를 나타냈다고 발표했습니다. 점차 우울증약을 줄여가면서 나노 커큐민과 홍경천 제제, 그리고 미네랄을 복용하게 했을 때 생각보다 빨리 우울증약을 떼어 버렸다는데요. 환자분이 약국에 와서 고맙다는 인사를 거듭했다고 합니다.

나노 커큐민의 뇌에 관한 작용 중 아주 좋다고 생각하는 점은 치매 예방에 도움이 된다는 것입니다. 치매의 원인인 아밀로이드 베타 단백질을 억제하는 기전을 가지고 있습니다. 뇌세포를 수리·보수하는 APP 단백질이 있는데, 이것을 자르는 효소가 알파, 베타, 감마 세크레테이즈입니다. 그중 베타 세크레테이즈가 과활성화되면 치매를 일으키는 아밀로이드 베타 단백질의 양이 늘어나게 됩니다. 나노 커큐민은 좌우가 정확한 대칭형 구조로 생겼는데요. 베타 세크레테이즈의 가위 날과 결합해서 무력화시키는 작용을 합니다. 그러므로 나노 커큐민은 치매 예방에 매우 좋은 성분이라고 할 수 있습니다.

인도 사람들은 평소에 카레를 많이 먹어서 그런지 치매에 걸리는 확률이 1%라고 합니다. 반면에 우리나라 사람이 치매에 걸릴 확률은 약 13% 정도 됩니다. 흡수력이 좋지 않은 강황도 매일 먹으면 치매를 예방하지만, 고순도의 나노 커큐민은 뇌 속으로 흡수되어 치매를 예방합니다. 치매에 한번 걸리면 되돌리기가 어려우니 미리미리 흡수력 좋은 커큐민을 드시고 예방하시기 바랍니다.

황반변성, 녹내장, 비문증을 예방하는 나노 커큐민

+

나노 커큐민은 눈 건강에도 매우 도움이 됩니다. 눈과 뇌는 경락상 서로 연관성이 많습니다. 뇌에 BBB[1]가 있듯 눈에는 BRB[2]가 있습니다. 황반변성은 드루젠이라는 찌꺼기가 눈의 시신경과 시세포에 끼어서 잘 안 보이게 되는 것이고, 녹내장은 이물질들이 방수의 배출구를 막아서 안압이 높아지는 것입니다. 나노 사이즈의 커큐민은 눈의 BRB를 통과하여 당 독소를 비롯한 찌꺼기를 제거해주므로 황반변성, 녹내장 같은 안과 질환을 줄이는 데 도움이 됩니다.[3]

에피큐민이 출시된 지 얼마 후 여러 약사님들의 치험례 발표에서

---

1   BBB: Blood Brain Barrier(혈액-뇌장벽)
2   BRB: Blood Retinal Barrier(혈액-망막장벽)
3   출처: Cent Eur J Immunol. 2019; 44(2): 181-189

오른쪽 눈의 비문증이 없어졌다는 내용들이 학술 특방에 올라왔습니다. 왜 유독 오른쪽 눈이 좋아질까 생각해보니, 우측에는 간이 있는데 양병학 이론을 적용해보면 이담작용을 하는 커큐민이 간 독소를 해소해준 것입니다. '간은 눈으로 개규하므로 오른쪽 눈이 좋아졌을 것이다.' 저는 이렇게 추측해봅니다. 물론 왼쪽 눈이 좋아진 분들도 있습니다.

새로운 제품이 출시되면 약사님들과 가족분들이 먼저 먹어보기 때문에 약사님들의 반응이 가장 빨리 올라옵니다. 저는 평소에 나노 커큐민과 RTG 오메가+아스타잔틴 제품을 꾸준히 복용 중인데요. 시력이 매우 좋아져서 멀리까지도 잘 보이고 피곤한 저녁 시간 외에는 돋보기 없이 컴퓨터 작업을 수월하게 합니다. 그리고 제 눈을 보고 "약사님 눈동자가 너무 맑은데 약사님이 먹는 걸 주세요."라고 요청하는 분들이 꽤 있습니다. 거기다 기미, 주근깨가 별로 없고 피부색이 맑아서 약국 고객들이 보기에 좋은가 봅니다. 솔직히 밖의 햇볕을 쬘 시간이 적은 직업인지라 자외선의 영향을 덜 받기는 할 겁니다. 그래도 요즘에는 얼굴 생김새보다 피부를 더 쳐주는 시대인 만큼 맑은 피부는 저의 경쟁력이기도 합니다.

김시온 약사님으로부터 나노 커큐민을 구입한 한 여성분은 피부과에서 무슨 시술받은 게 아니냐고 자꾸 채근을 당한다고 합니다. 나노 커큐민을 복용하면 눈과 피부가 좋아지는 것은 확실합니다.

- 서울 동대문 늘조은 온누리약국 김미경 약사

어제 에피큐민이 모기 물린 데 효과가 있다는 얘기를 나누고 집에 갔는데요. 정말 신기한 경험을 하게 되었어요. 저는 모기에게 물리면 5~6일 정도 너무너무 가려워서 긁을 수밖에 없고 그래서 여름에는 다리에 온통 상처투성이였는데요. 어제 집에서 모기한테 큰 거 3방을 물렸어요. 처음에는 가려워 써버쿨을 한번 발랐는데 곧 부풀어 오른 게 없어지고 가려운 증상이 싹 없어지더니 지금은 흔적 없이 사라졌어요. 정말 신기하네요. 에피큐민은 모기 물린 데에도 good! 확실히 경험했습니다.

제가 유튜브에서도 언급한 적이 있는데요. 인체를 자동차에 비유한다면 연식이 좀 있는 차라도 부품을 잘 교체해주고 엔진오일을 교환해주면서 관리하면 새 자동차 못지않은 성능을 가질 수 있습니다. 사람도 당 독소나 활성산소와 같은 독소나 이물질을 잘 배출시킨다면 같은 나이라도 훨씬 건강할 수 있습니다. 아무리 피부과에 가서 박피하고 레이저 시술받아도 몸속에 독소가 가득하다면 다시 기미, 잡티가 생기기마련입니다. 진정한 피부 미인은 몸속 독소를 잘 배출하는 사람입니다.

온몸을 염증 덩어리로 만드는
당 독소

고소한 빵, 향기로운 커피, 숯불에 막 구워낸 바비큐 등은 우리를 유혹합니다. 하지만 삶아서 조리한 음식이 아닌 고온, 고열에서 튀기거나 구운 방식으로 조리한 음식에는 당 독소가 많아서 건강에 해롭습니다. 당 독소란 당과 단백질이 결합한 형태입니다. 당의 C, H, O와 단백질의 -NH2가 결합해서 당화 단백질을 생성하므로 단백질의 기능이 상실되어 버리는 것입니다. 효소, 호르몬은 모두 단백질로 만들어져 있으므로 최종 당화산물인 AGEs는 치매, 알츠하이머, 파킨슨병, 피부 주름, 관절염, 심혈관 질환, 백내장 등을 유발하며 신체 곳곳을 망가뜨리는 주범입니다. AGEs는 나이(AGE)가 들수록 체내에 더욱 많이 쌓일 확률이 높지요. 녹이 슬면 쇠파이프가 삭아버리듯 우리 몸에 AGEs가 쌓이면 몸도 녹슬어서 삭아버리게 되는 것입니다.

당뇨 검사할 때 당화혈색소를 체크하는데, 헤모글로빈이 당에 노출된 정도를 검사하는 것입니다. 혈액은 약 120일 정도 수명을 가지므로 당화혈색소는 평균 3~4개월간의 당화된 혈액을 체크해서 합병증 여부를 판단할 수 있습니다.

당화혈색소는 HbA1c를 말합니다. 당 독소가 생기는 과정은 단백질의 -NH2와 당(포도당, 과당)의 ring이 오픈된 형태가 반응해서 Shiff base를 만드는 것이기 때문에 당 독소는 혈중 포도당보다 혈중 과당이 더 쉽게 만들 수 있습니다. 이것이 당뇨 환자가 과일을 조심해야 하는 이유입니다. Amadori product는 아주 강한 당 독소로는 작용하지 못합니다. 왜냐면 포도당은 분자량이 상대적으로 크고, 반응성도 약하기 때문이지요. Amadori product는 여러 과정을 거치면서 Methylglyoxal(MGO), Glyoxal(GO) 등으로 분해가 되는데, 실제 포도당보다 더 큰 당 독소로 작용합니다.

MGO와 GO는 세포조직을 딱딱하게 굳어지게 하며 염증을 유발합니다. 또 산화적 스트레스를 유발하여 모든 조직에 노화를 가져옵니다. 만약 당 독소가 뇌에 생긴다면 기억력을 감퇴시키고 치매를 앞당길 수 있습니다.

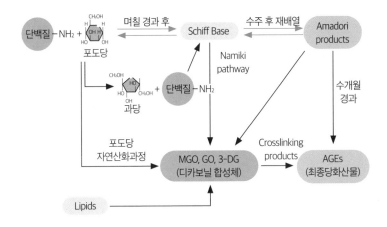

MGO와 GO는 분자 크기도 포도당보다 작기 때문에 온몸에 있는 세포 사이를 자유롭게 떠돌아다니면서 당 독소를 생성하게 됩니다. 혈관의 무법자라고 할 수 있습니다. 특히 이런 당 독소들은 단백질끼리 Crosslinking시키기 때문에 더 심각한 당 독소로 작용할 수 있습니다. 가장 대표적인 예로 저승꽃이라고 하는 검버섯을 만드는 말론디알데하이드(MDA, Malonyldialdehyde)가 있습니다. 알고 보면 검버섯은 독소 배출이 안 돼서 생기는 것이지요. 나노 커큐민 제제는 GO, MGO와 결합하여 당 독소를 배출시키므로 당뇨병과 피부에 도움이 되는 것입니다.[1]

---

1   출처: Crit Rev Food Sci Nutr. 2019;59(7):1169-1177

BACE-1

curcumin

BACE-1: IC$_{50}$ = 343 μM
GSK-3β: IC$_{50}$ = 17.95 μM

GSK-3β

2-12

2

BACE-1: IC$_{50}$ = 0.97 μM
GSK-3β: IC$_{50}$ = 0.90 μM

출처: J. Med. Chem. 2016, 59, 2, 531-544

커큐민은 당 독소를 쓸어내는 청소부라고 할 수 있습니다. 폴리페놀 성분도 당 독소를 억제하는 기능이 있지만, 폴리페놀과 당 독소의 결합은 가역적이라서 붙었다 떨어졌다 하지만, 커큐민과 당 독소의 결합은 비가역적이므로 절대 떨어지지 않고 당 독소를 체외로 배출시킵니다. 푸들 같은 작은 강아지는 살짝 물었다가 다시 놓아 주지만 불도그가 물면 절대로 놓지 않는 것과 마찬가지입니다. 나노 커큐민 제제를 3개월 정도 복용한다면 당화혈색소 수치가 10~20% 정도 내려가는 좋은 반응이 예상되니 당뇨 환자들이 관심을 가지면 좋을 것입니다.

그런데 혈당이 높으면 혈액 속의 적혈구를 당화시켜서 당화혈색소(HbA1c)도 증가하지만, 혈액 속의 LDL과 HDL도 당화시킨다고 합니다. 높은 혈당은 LDL의 ApoB 단백질에 있는 아르기닌(Arginine)과 라이신(Lysine)을 당화시켜서 최종 당화산물(AGEs)을 만들고, HDL의 아포단백질인 ApoA1에 있는 아르기닌과 라이신을 당화시켜서 최종 당화산물을 만들게 됩니다. 이렇게 당 독소는 혈액도 끈끈하게 하지만 지질도 끈끈하게 만들어버리니 노화와 질병의 가장 큰 원인이 되는 것입니다.

당화된 LDL과 HDL은 혈관의 내피세포(Endothelial cell)에도 영향을 줍니다. 적혈구의 당화는 적혈구 내의 혈색소 부분의 당화를 의미하기 때문에 혈관 내피세포에 영향을 주지 않지만, LDL이나 HDL의 당화는 혈관 내피세포에 영향을 주게 되므로

❶ 내피세포에서 만드는 NO(산화질소)를 줄이고
❷ 혈전 용해력을 낮추고
❸ 내피세포의 염증을 높이고
❹ 내피세포 사이의 투과도를 높이고
❺ 내피세포의 사멸을 촉진합니다.

현재 당뇨병이 아니더라도 당 독소가 혈관을 이렇게 망가뜨리니 나중에는 고혈압, 당뇨, 고지혈증 모두 다 유발하게 됩니다. 당 독소는 모든 만성 질환의 시발점이 되니 적당한 식생활과 운동도 겸하면서 당 독소를 방지하는 나노 커큐민 제제를 먹어준다면 젊음과 건강은 따 놓은 당상이 아닐까요?

당뇨병성 말초신경증(DPN)이 생기는 원인과 영양소 요법

견디기 힘든 통증 중에 당뇨병성 신경증이 있습니다. 고혈압, 고지혈증보다 당뇨병이 힘든 이유는 합병증이 따라오기 때문입니다. 끈끈한 당 독소가 머리부터 발끝까지 들러붙어서 세포와 조직을 망가뜨리게 됩니다. 특히 눈, 신경, 신장에 타격을 주게 되지요.

당뇨 합병증이 생기는 이유 3가지는

❶ 당 독소가 혈중에 많아지므로 MGO, GO와 결합하여 AGEs를 만들기 때문입니다.

❷ 눈, 신장, 신경세포에는 Aldose Reductase 효소가 적어서 솔비톨(Sorbitol) 농도가 높아집니다. 솔비톨은 삼투압 현상으로 수분을 흡수하여 조직을 팽창시키고 망가뜨리는데, 이것을 Polyol pathway(폴리올 대사계)라고 합니다.

❸ 당 독소가 산화적 스트레스를 발생시켜 미토콘드리아를 손상
시키기 때문입니다.[1]

대한민국 전체 인구의 약 16.7%가 당뇨 환자라고 합니다. 당뇨 환
자의 30~50%는 당뇨병성 신경병증을 경험한다고 하는데요. 당뇨의 3
대 합병증은 신경이 망가지는 신경증(Neuropathy), 망막이 망가지는 망
막증(Retinopathy), 콩팥이 망가지는 콩팥증(Nephropathy)입니다.

뇌, 심장, 발로 가는 혈관은 대혈관, 즉 굵은 동맥(Artery)과 굵은
정맥(Vein)입니다. 눈, 콩팥, 신경으로 가는 혈관은 미세혈관, 즉 세동맥
(Arteriole), 세정맥(Venule), 모세혈관(Capillary)입니다. 미세혈관을 막
는 주요 인자는 혈당입니다. 미세혈관이 막히면 신경은 산소와 영양분
을 공급받지 못하고, 신경세포에 산소가 차단되면 1~2시간 안에 비가
역적인 손상을 받기 때문에 당뇨병성 신경병증이 생길 수 있습니다. 미
세혈관 합병증은 신장 질환 14%, 망막 질환 32%, 신경병증 32% 확률
로 생깁니다.

말초신경은 감각신경, 운동신경, 자율신경을 말합니다. 당뇨병성
말초신경병증이 생길 때는 주로 감각신경이 손상되고, 그 후에 자율신
경이 손상되고, 그다음에 운동신경이 손상됩니다. 운동신경의 신경섬

---

1   출처: Int. J. Mol. Sci. 2023, 24(4), 3554

유가 가장 두꺼워서 저산소증 상태에 잘 견디고, 감각신경은 신경섬유가 얇아서 저산소증 상태에서 가장 취약하다고 합니다.

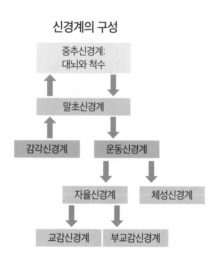

가는 감각신경섬유인 C섬유가 손상되면 통증과 이상 감각을 느낄 수 있고, 굵은 감각신경섬유인 A베타 섬유가 손상되면 감각이 없어질 수 있습니다. 심혈관계, 소화기계, 비뇨생식기 등의 자율신경에 이상이 온다면 마비, 복통, 변비, 설사, 기립성저혈압, 방광 이상, 발기부전이 올 수 있습니다. 운동신경에 이상이 온다면 근위축, 근력 저하가 동반되므로 허리, 엉덩이, 허벅지 등의 근육이 약해집니다. 정말 힘든 질환이 당뇨병성 신경증이라고 할 수 있습니다.

당뇨병성 말초신경병증의 치료는 대증치료와 병인치료로 나눌 수 있습니다.

　　대증치료(증상을 없애는 치료) 약물로는 항경련제(gabapentin, pregabalin)가 당뇨약과 더불어 처방이 굉장히 많이 나오는 편인데요. 처방전에 따라서 이렇게 통증 감각을 못 느끼게 하는 처방약을 먹지만 사실 신경 자체가 회복되는 약은 아니지요. 오히려 정상적인 감각을 못 느끼게 하므로 부작용도 많은 것 같습니다. 하지만 너무 찌릿찌릿하니 이런 약을 의존하게 됩니다. 갈수록 더 높은 함량의 약물을 사용하는 경향이 있습니다. 오래 사는 시대의 비극이라고나 할까요.

　　TCAs, SNRIs 등의 약물들은 세로토닌 분비를 도와주므로 찌릿한 통증 감각을 덜 느끼게 처방하는데요. 저녁에 먹는 작은 약들이 대개 이런 성분입니다. (센시발, 에나폰)

　　병인론적인 치료법(병의 원인을 치료하는 치료법)에는 알파리포산과 감마리놀렌산을 사용합니다. 알파리포산은 산화적인 스트레스로부터 신경조직을 보호해서 당뇨병 처방에 많이 나오고 있습니다. 치옥타시드 HR 600mg은 흔히 나오는 상품명입니다. 저녁에 먹는 초록색 약인 치옥타시드 같은 항산화제는 활성산소로부터 당뇨병성 신경증을 예방하는 좋은 약입니다.

　　감마리놀렌산은 신경 세포막의 인지질을 구성하는 중요한 요소이고, 신경 세포의 혈류 유지에 관여하는 프로스타글란딘 PGE_1를 생성하는 중요한 기질로 작용합니다. 달맞이꽃 종자유로 된 제품(에보프림)이 당뇨합병증에 처방이 나오기도 하는데, 약 8~10%의 GLA가 함유되어 있습니다. 당 독소로 망가진 신경을 회복하기에는 함량이 충분하지 못한 듯하고요. 또한 LA도 같이 함유되어 있으므로 장기 복용할 때 아라키돈산으로 대사가 되어 오히려 염증 수치가 올라갈 수 있습니다. 요즘에 나오는 GLA40을 복용한다면 함량도 매우 높으면서 60%의 LA를 효소 처리하여 염증을 일으키지 않도록 처리한 제품이니 장복해도 상관없을 것입니다. 심하게 신경의 수초가 벗겨진 사람이 회복되려면 시간이 필요하겠지만 믿음을 가지고 꾸준히 복용해보시기 바랍니다.

당뇨병성 합병증을 예방하려면 먼저 당 독소를 해결해야 합니다. 나노 커큐민은 당 독소와 결합하여 체외로 배출시키고, aldose reductase를 억제해서 polyol pathway로 가는 것을 방지해 눈, 신경, 신장이 망가지는 것을 예방합니다. 손상된 신경 수초를 회복하기 위해서는 GLA40과 비타민B12가 도움이 됩니다. 미토콘드리아의 활성을 되찾기 위해서는 오메가3, 아스타잔틴 등 항산화제가 필요합니다.

- 서울 동대문 늘조은 온누리약국 김미경 약사

인천에서 오신 50대 여성 고객은 약간 통통하신 편인데 귀 뒤쪽이 찌릿찌릿하다고 하셔서 노토 리퀴드(전칠삼)와 에피큐민(나노 커큐민) 1포씩 두 번 먹을 것을 드렸습니다. 상담 중에 에피큐민이 각종 염증을 없애주는 천연물이라고 말씀드리니 본인이 몸에 염증이 많이 생기는 타입이라면서 발목뼈 연골에 염증이 생겨 괴사되어 연골 이식 수술을 했는데 5개월째 붙지 않는다고 했습니다. 2개월 후 재수술해야 한다고 하셨습니다. 뼈에까지 혈액이 닿도록 해주는 노토진생 리퀴드 001, 염증 종결 GLA40 101, 근골격 튼튼 엑티브 칼맥 101(미네랄), 에피큐민 001 등을 모두 큰 통으로 드렸습니다. 수술하지 않고 낫기를 바랍니다.

- 서울 영일약국 문영일 약사

헴철, 노토진생 리퀴드, 에피큐민, GLA40을 계속 드시던 70대 초반 여성분이 "그 염증 없애는 제품 또 주세요. 그거 좋은 것 같아요."라고 말씀하셨습니다. "네, 너무나 좋죠?"하면서 제품을 챙기는데, 그분이 "그거 먹으니까 콩팥이 좋아지는 거 같아요."라고 하셨습니다. 저는

"콩팥에는 정말 최고의 영양제이고요. 신장뿐만 아니라 우리 온몸의 염증성 세포를 건강한 세포로 바꿔주는 작업을 합니다. 한마디로 몸이 젊어집니다. 세포가 건강해지면 수조 개의 세포로 이루어진 우리 몸도 건강해지는 거죠."라고 설명했습니다. 이 말을 옆에서 듣고 있던 여동생분이 "나도 먹어볼까?"라고 하시길래 "그럼요. 갑상샘 저하증이 있고, 3고(三高) 질환이 있으시니 매일 한 알씩만 드셔도 좋으세요."라고 말씀드리고 동생분에게도 한 통 드렸답니다.

7장

독소가 빠져야
염증도 빠진다

- 요오드의 활용

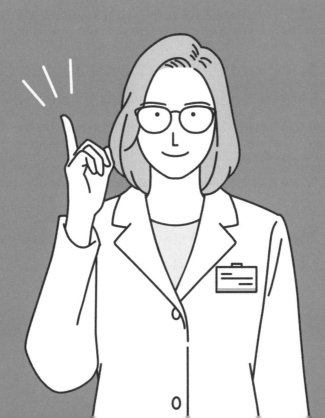

내 몸을 변화시킨
요오드 요법

저를 건강하게 만들어준 영양소 중 하나가 요오드입니다. 제가 유튜브를 시작하게 된 것도 바로 요오드 때문이었어요. 요오드는 너무 좋은 영양소인데 사람들이 잘 몰라서 널리 알리고 싶은 열망에서 유튜브를 시작했습니다. 하지만 처음에 만든 영상 콘텐츠는 화질이 별로였고 기술도 부족하여 낯 뜨겁기는 합니다. 그런데도 그 영상 콘텐츠들은 꾸준히 조회 수가 늘어가는데, 그만큼 요오드 요법에 관한 관심이 높은 듯합니다.

'요오드' 하면 대개는 소독약 '포비돈 요오드액'을 떠올립니다. 그리고 '미역이나 김 같은 해조류 속에 요오드가 들어 있다.'라는 정도만 알고 있는 사람들이 많지요. 그런데 일본 사람들은 하루에 약 13mg 정도의 요오드를 섭취하고 있다고 합니다.

226

우리가 요오드를 먹어야 하는 이유

❶ 환경 독소를 제거하는 데 필수적입니다.

❷ 지노에스트로겐 배출에 도움을 줍니다.

❸ 갑상샘 건강에 매우 필요합니다.

❹ 체온 조절에 도움이 됩니다.

최근 건강검진을 정밀하게 받았더니 갑상샘에 결절이 1.9cm 있다고 하더라고요. 갑상샘은 지름이 약 4cm이니 1.9cm라면 결절이 상당히 크다고 볼 수 있습니다. 다행히 조직 검사상 암은 아니라고 합니다. 자궁근종도 조그맣게 발견되었는데, 지금은 폐경이 된 상태라서 별문제가 되지 않는다고 합니다. 하지만 갑상샘 수치는 완전히 정상입니다. 몇 년 전부터 꾸준히 먹어온 7mg 요오드 한 알이 암으로 발전되는 것을 막았다고 생각합니다.

우리 몸에서 체온을 조절하는 중요한 기관이 갑상샘입니다. 우리 몸에는 2개의 난로가 있는데, 부신과 갑상샘이란 난로입니다. 저는 젊은 시절부터 추위를 많이 탔고, 폐경 전에 생리 과다에 시달렸는데 그 이유가 지노에스트로겐 때문이라고 짐작합니다. 그리고 검사는 안 했지만 갑상샘 저하증 상태(무증상 갑상샘 기능 저하증)였다고 생각합니다. 요오드를 하루 한 알 먹으면서 체온이 오르고, 머리가 맑아졌고, 부기도 차츰 빠졌습니다. 더불어 폐경이 되니 극심한 빈혈에서 벗어나게 되어 목욕탕에 가면 창피할 정도로 누리끼리하던 피부가 밝은색을 띠기 시작했습니다. 이처럼 요오드는 저를 구해준 영양소입니다.

타지키스탄에서 활동하시는 선교사님 사례인데요. 바다가 전혀 없는 내륙에 수십 년간 지내다 보니 요오드 결핍으로 유방과 자궁, 갑상샘뿐만 아니라 눈꺼풀 안쪽에도 물혹이 생겼더라고요. 검진 결과 다행히 암은 아니었습니다. 제가 권한 요오드 여러 통을 챙겨 가셨는데, 내년에 훨씬 좋아진 모습으로 만나 뵙기를 소망합니다.

바다가 없는 깊은 내륙에 사는 사람들은 요오드 결핍으로 갑상샘쪽에 큰 혹이 생기는 사람이 아주 많습니다. 요오드가 부족하면 아이들의 두뇌 발달에도 지장이 있는데요. 중국의 깊은 산지에 있는 아이들에게 요오드를 공급하였더니 IQ가 평균 10 정도 올라갔다고 합니다. 요오드는 산모의 젖 분비도 원활하게 하지만, 모유를 통해 요오드를 공급받은 아기들은 지능이 더욱 발달됩니다. 산후조리로 미역국을 많이 먹는 우리나라 사람들의 IQ가 전 세계적으로 높은 것도 이 때문이 아닌가 짐작해봅니다.

밀가루 속 브롬 독소를 빼야
머리가 맑아진다

산업이 발달할수록 환경 독소에 대한 염려가 많아집니다. 텃밭에 유기농 채소를 길러서 먹기도 어려운 일이고, 플라스틱 제품을 전혀 안 쓸 수도 없고, 세제, 치약, 샴푸 등을 안 쓰고 살 수도 없는 세상입니다. 봄철마다 중국에서 불어오는 미세먼지는 아주 입자가 작아서 호흡기를 통해 폐포나 혈관까지도 들어옵니다. 이 미세먼지 속에는 납이나 수은, 카드뮴 같은 중금속이 많이 들어있어서 우리 몸속에 축적될 수 있습니다. 코로나가 아니더라도 미세먼지 날리는 날에는 마스크를 안 쓰고 외출하기가 두려워집니다.

요즘에는 세 끼니를 다 밥으로 챙겨 먹는 사람은 드물지요. 한 끼 정도는 햄버거, 빵, 국수, 라면, 아니면 커피와 케이크 한 조각 등으로 간편히 해결하는 경우가 많습니다. 그런데, 이렇게 밀가루 음식을 먹을 때 우리가 꼭 알아야 할 환경 독소가 있습니다. 바로 브롬이라는 것인데요. 빵을 만들 때 브롬을 밀가루에 치면 빵이 잘 부풀어 오르면서 식감이 아주 부드러워집니다. 그리고 표백 효과도 있어서 밀가루가 더 하얗게 보이기도 합니다. 건강에 좋은 국산 밀로 만든 밀가루는 색깔이 약간 누르스름하면서 가격도 비싸니 자연스레 미국산 밀가루를 선택하기 마련입니다.

IARC(국제 암 연구기관)에서는 브롬이 들어간 밀가루를 2B급 발암물질(Category 2B carcinogen)로 규정하고 있습니다. 심지어 신장암, 위장 관계 암, 갑상샘암을 일으킬 수 있다고 합니다. 1970년 이전에는 빵에 요오드를 쳤다고 합니다. 그런데 어떤 이유에서인지 빵에다가 브롬을 치게 되었는데, 현재 유럽, 호주, 캐나다, 중국 등지에서는 밀가루에 브롬을 치는 것을 금지하고 있습니다. 그렇지만 미국에서는 허용하고 있습니다. 게다가 브롬이 들어갔다는 표기를 하는 것도 자유라고 하니(표기, 미표기 둘 다 허용함) '뭔가 이권의 개입이 있을 것이다'라고 추측하게 됩니다. 미국산 밀가루가 상대적으로 저렴하니 제과·제빵 회사에서는 자연적으로 미국산 밀가루를 쓰게 되어 있습니다. 물론 빵을 구우면 브롬은 거의 다 날아가 버리는데, 일부 잔류하고 있는 브롬이 우리의 건강을 위협하는 것입니다.

불소, 염소, 브롬, 요오드는 원소 주기율표에서 모두 17족에 속해 있는 할로겐 원소입니다. 이 할로겐 원소들은 매우 반응성이 큰 물질들입니다. 같은 족이라서 성질이 유사하므로 같은 자리를 두고 서로 경쟁하는 관계에 있습니다.

그런데 어떤 사람들은 요오드를 먹으면 굉장히 위험한 것으로 생각합니다. 식품으로 먹는 요오드와 방사능 요오드를 혼동해서 그런 것 같습니다. 우리 몸에 필요한 요오드는 원자량이 127이고, 방사능 요오드는 원자량이 131입니다. 방사능 요오드의 중성자 수가 4개 더 많지요.

이 방사능 요오드는 매우 불안정한 상태에 있는데, 핵분열해서 감마입자가 나옵니다. 이런 특성을 이용해서 갑상샘 암세포를 파괴합니다. 요오드131로 방사선 치료를 할 때는 요오드127을 먹지 말아야 합니다. 방사선 요오드가 들어갈 자리를 빼앗기기 때문이지요. 후쿠시마나 체르노빌의 원전에서 나오는 요오드가 바로 방사능 요오드131이랍니다. 혹시 방사능에 노출된 생선을 먹게 될까 봐 일본산 생선을 먹기가 두려운 상황인데, 요오드를 충분히 먹고 있다면 방사능 요오드를 너무 무서워하지 않아도 됩니다. 저는 우리나라 사람들이 요오드를 많이 먹었으면 좋겠다고 생각합니다.

만약 미국산 밀가루로 만든 음식을 자주 먹는 사람이 요오드가 부족하다면 요오드가 있어야 할 자리에 브롬이 딱 자리 잡게 되겠지요. 브롬이 세포 내로 들어오면 세포의 기능을 매우 떨어뜨리게 됩니다. 만약 이유 없이 몸이 여기저기 안 좋아진다면 혹시 환경 독소가 내 몸에 가득 찬 것이 아닌가 의심해보기 바랍니다.

검사상 갑상샘 수치는 정상으로 나오더라도 갑상샘 기능이 저하된 상태의 사람이 많습니다. 그렇게 되면 체온 조절을 잘 못 하게 되어 추위를 잘 타고, 이유 없이 몸이 푸석하게 붓거나 체중이 증가합니다. 그리고 기운이 없어서 자꾸 자리에 눕고 싶어지고, 기분도 침울해지고, 감정의 기복도 심해집니다.

저는 추위를 많이 타서 봄가을에 전기매트를 꼭 켜야만 잠을 잤었는데, 요오드 제품을 하루에 한 알씩 먹다 보니 요즘에는 전기매트를 켜지 않아도 됩니다. 겨울에 일할 때는 등에 핫팩을 붙여야 견디곤 했지만 이젠 핫팩도 붙이지 않습니다. 그만큼 체온이 올랐고 감기에도 훨씬 덜 걸립니다.

브롬 독소가 많으면 수면시간이 충분한데도 늘 피곤하고, 머리카락과 손톱이 건조하고 잘 끊어지며, 머리카락이나 눈썹이 많이 빠집니다. 남자분들도 눈썹 가장자리가 빠져서 문신하는 사람들이 있는데, 환경 독소가 많을 확률이 높습니다. 건망증이 생기거나 집중하기 힘들죠.

브롬 독소는 갑상샘뿐만 아니라 유방, 자궁, 전립선, 침샘, 위장, 눈 등 분비샘이 많은 조직에 잘 들어갑니다. 왜냐하면 요오드가 이러한 조직에 많이 존재하면서 분비를 잘 도와주어 몸을 건조하지 않고 촉촉하게 해주기 때문이지요.

서울 영일약국 문영일 약사님은 발이 늘 건조하여 갈라지는 분에게 요오드를 권했더니 발바닥이 매끈해지는 경험을 했다고 합니다. 요오드는 갑상샘에만 존재하는 것이 아니라 우리 몸 곳곳에 다 쓰이는 영양소라고 할 수 있습니다. 만약 눈에 요오드가 부족하고 그 자리에 환경 독소가 자리 잡고 있다면 눈물이 잘 안 나와서 눈이 뻑뻑해지고 안구 건조증에 잘 걸릴 것입니다. 또 침샘 분비도 잘 안되어서 입도 마르고, 피부 쪽에 환경 독소가 많아진다면 땀샘 분비가 잘 안되어 피부가 매우 건조하게 될 것입니다.

요오드는 근육에도 많이 존재하는데, 만약 근육에 요오드가 부족하고 그곳에 환경 독소가 많다면 여기저기 쑤시고 아플 수밖에 없습니다. 이런 사람이 요오드를 먹으면 환경 독소가 근육에서 빠져나오므로 몸이 덜 아프게 됩니다.

유방이나 자궁 등에 안 좋은 환경 독소가 있는데, 지노에스트로겐(Xenoestrogens)입니다. 환경 독소와 에스트로겐은 구조식이 매우 유사합니다. 우리 몸은 2가지를 잘 구별하지 못하고 환경 독소를 에스트로겐으로 인식하므로 에스트로겐 우세증을 유발할 수 있습니다. 뜨거운 비닐봉지에 음식을 담아 먹거나 플라스틱 용기에 음식을 오래 저장해서 먹는다면 지노에스트로겐을 자신도 모르게 섭취하는 결과가 됩니다. 에스트로겐은 성격상 증식되는 호르몬인데요. 짝퉁인 지노에스트로겐은 유방통이나 생리통을 심화시키고, 자궁에 난소의 혹이라든지 자궁근종을 만들고 유산이나 불임증도 유발합니다. 환경 독소는 갑상샘, 유방, 자궁, 전립선 등에 자꾸 혹을 만들게 합니다. 부족한 요오드를 빨아들이려다가 혹으로 부풀어 오르는 것입니다. 유방이나 자궁에 혹이 있던 분들이 요오드 복용 후 크기가 줄었다는 얘기를 많이 들었습니다.

요오드는 남성들에게도 좋습니다. 전립선 비대로 고생하던 남성분은 요오드 제품을 아침저녁으로 두 알씩 먹고 나서는 전립선 크기가 많이 줄어들었고, 야간뇨 횟수도 줄어들었다고 합니다. 약 3개월 정도 하루 네 알 복용 후 차츰 용량을 줄이면 됩니다.

환경 독소로 가득 찬 세상

종이컵에 든 커피를 마시거나 컵라면을 먹게 되면 종이컵에 새지 말라고 코팅된 부분에서 환경호르몬이 나옵니다. 이것이 남성의 불임증을 유발하기도 합니다. 더욱이 컵라면을 전자레인지에 돌려서 먹는 사람이 있는데 전자레인지의 고온이 환경호르몬을 더 잘 용출시키므로 이러한 습관은 매우 안 좋습니다. 종이컵에 봉지 커피를 넣은 후 그 봉지로 저어서 마시는 분도 꽤 많은데, 이것은 환경호르몬 가득한 커피를 마시는 것과 같습니다.

또 걱정되는 환경 독소 중 하나는 카드 영수증입니다. 비스페놀 A는 손으로 스치기만 해도 몸속으로 스며듭니다. 여성은 남성보다 지방이 더 많은데다 손에 로션이나 크림을 잘 바르고 습기가 더 많으므로 이와 같은 환경 독소에 더 취약합니다. 요즘엔 카드 영수증을 출력 안 하고 그냥 휴대전화 문자로 확인하는 사람들이 더 많지요.

과일이나 채소, 쌀을 씻는다고 해도 농약이 어느 정도 남아 있습니다. 맛있게 먹는 고기 속에도 성장촉진제, 항생제 범벅입니다. 싱싱한 횟감 속에도 상당량의 수은이 들어있습니다. 몸에 좋다고 해서 먹는 우유 속에도 성장촉진제가 들어있다고 하지요. 알게 모르게 섭취한 성장촉진제가 아이들의 성조숙증을 일으키기도 합니다. 정말 안심하고 먹을 음식들이 점점 적어지고 있습니다. 성조숙증이 염려된다면 아이들에게도 요오드를 꾸준히 먹이는 것이 좋습니다. 환경 독소가 빠져나가면서 머리가 맑아지고 집중력도 상승할 것입니다.

침대에서는 라돈이 나오고, 불에 타지 말라고 소파나 카시트에 칠해놓은 난연재도 환경 독소에 해당합니다. 그래서 집의 창문을 자주 열어 환기하고 운전할 때는 창문을 한 번 열고 난 뒤에 운전하는 것이 좋습니다. 프라이팬 코팅, 여성들의 립스틱, 수영장의 물(염소), 세제나 샴푸, 치약 속에도 여러 가지의 환경 독소가 들어있습니다. 뿐만 아니라 우리의 건강을 위하여 먹는 약품 속에도 할로겐족 원소인 브롬이나 불소, 염소 등이 들어있는데, 이것은 약의 반응성을 높이기 위한 것입니다. 이러한 점은 잘 모르셨을 것입니다.

의약품 속에 들어가는 할로겐족 원소들

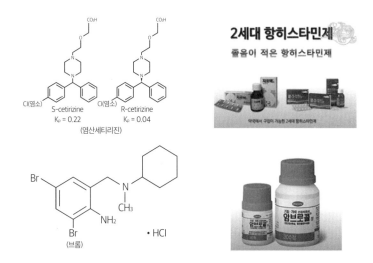

이렇게 현대인들은 여러 가지 환경 독소에 둘러싸여 살아가고 있습니다. 그런데 우리 몸에 있는 효소의 성분인 단백질은 미네랄과 중금속, 지노에스트로겐을 구별 못 하니 그게 문제입니다.

요오드와 독소는
서로 경쟁한다

우리 몸은 수많은 세포로 이루어져 있습니다. 세포를 감싸고 있는 세포막은 인지질이 많고 지용성을 띠고 있습니다. 수용성 물질들이 세포 안으로 들어오려면 수용체가 있어야 들어오게 되는데요. 기름에 녹는 성질의 물질은 지용성인 세포막을 그대로 통과하므로 아주 쉽게 들어올 수 있습니다. 환경 독소는 이렇게 슬그머니 세포 속으로 들어와서 우리 몸의 기능을 떨어뜨립니다.

우리 몸에서 어떤 장기가 지용성으로 이루어져 있을까요? 가장 중요한 뇌가 바로 지용성입니다. 유방, 전립선, 자궁, 장, 내장지방, 피부, 골수 등은 모두 지방이 많이 들어있는 장기라고 할 수 있습니다. 지방이 많은 곳은 활성산소에 의해서 세포의 변성이 오기가 쉽습니다. 이것을 방지하기 위해 이러한 장기에 요오드가 많이 필요합니다. 요오드가 지방세포의 변성을 방지하는 항산화제 역할도 하는 셈입니다.

포비돈 요오드액은 살균작용을 하므로 소독약으로 쓰입니다. 지노베타딘은 여성의 청결제로 사용되고, 베타딘 인후 스프레이라고 하는 구강 염증에 뿌리는 약 속에도 요오드가 들어있습니다. 코로나가 한창 유행일 때는 이런 스프레이가 품절되어 애를 먹기도 하였지요. 코로나바이러스에 대해서도 알코올보다 요오드가 항바이러스 작용이 더 강합니다.

수많은 환경 독소에 둘러싸여 살아가는 현대인에게 독소로부터 우리 몸을 지켜주는 보디가드 역할을 하는 요오드가 부족해지면 어떻게 될까요? 환경 독소들이 지방이 많은 곳으로 몽땅 들어올 것입니다. 췌장에는 인슐린 분비를 조절해주는 베타세포가 있는데, 이곳에 환경 독소가 침착된다면 인슐린 조절 능력이 떨어져서 당뇨병에 취약하게 될 것입니다. 환경 독소가 뇌로 들어온다면 기억력을 떨어뜨리고 멍하게 만들어서 브레인 포그(Brain fog) 현상이 생기게 됩니다.

미역국 한 그릇에는 약 1mg 정도의 요오드가 들어있습니다. 아이들에게도 이러한 해조류를 많이 먹이면 좋겠지만 환경 독소를 빼주기에는 함량이 적고, 또 매일 미역국을 먹기도 힘들 것입니다. 요오드 영양소를 적극적으로 챙겨 먹을 필요가 있습니다. 임신을 준비하는 여성들도 요오드를 열심히 먹어두어야 합니다. 요오드로 엄마 몸속에 있는 환경 독소를 빼낸 뒤 임신이 된다면 태어날 아기가 더욱 총명할 것입니다.

갑상샘 저하증 초기인데 난임으로 고민하던 학원 강사 새댁은 제가 권하는 요오드를 복용하고 몇 달 후 자연스럽게 임신이 되었습니다. 지금은 출산을 하고 딸 재롱에 시간 가는 줄 모른다고 합니다. 그 새댁의 몸속에 있던 환경 독소가 배출되면서 임신이 되었다고 짐작해 봅니다.

요오드의 명현 현상
이렇게 극복하라

요오드 제품을 안 먹다가 갑자기 먹게 되면 몸 안에 있던 환경 독소가 빠져나오면서 생기는 현상이 있는데, 그것을 명현 현상이라고 합니다. 저는 요오드 복용 후 처음 며칠간 약간 매슥거리고 어지러우면서 졸리기도 했는데요. 몸속에 있던 브롬 독소들이 빠져나오느라고 그런 것 같습니다. 또 약 10일 정도 피부가 약간 가렵기도 했는데, 이것 역시 피부를 통해 독소들이 빠져나오느라고 그런 것입니다.

요오드를 복용한 지 며칠 만에 소변에서 냄새가 난다고 하는 사람도 있습니다. 실제로 요오드를 먹으면서 소변 검사를 해보면 상당량의 환경 독소가 검출됩니다. 종기나 뾰루지가 나는 사람도 있던데, 모든 사람이 이렇게 명현 현상이 나타나는 것은 아닙니다. 몸 안에 환경 독소가 많은 사람은 더 심하게 나타나는 것 같고, 아무런 증상을 못 느끼는 사람이 더 많습니다. 명현 현상은 길어야 2주 정도이니 너무 걱정할 필요는 없습니다.

요오드 명현 현상을 해소하는 방법

❶ 천일염 1/4 티스푼 정도를 물 200ml에 타서 하루 2번 먹고 약 2L 정도의 물을 마시면 독소 배출이 잘 됩니다.

❷ 비타민C 1,000mg을 하루 3번 먹으면 배출을 도와줍니다.

❸ 마그네슘 250mg씩 하루 2번 먹거나 셀레늄을 먹어도 도움이 됩니다.

갑상샘 호르몬의 분비 과정과
갑상샘 저하증, 항진증에 대한 궁금증

뱀, 개구리, 곰 등은 추운 겨울날 동면하는 동물들입니다. 동면하는 동물들은 어떻게 해서 먹지도 않은 채 두세 달 동안 생명을 유지할 수 있을까요? 그 비밀은 갑상샘 호르몬의 조절에 있습니다.

갑상샘 호르몬의 분비 과정을 살펴보면, 시상하부에서 분비된 TRH의 지시를 받아 뇌하수체에서 TSH를 분비해 갑상샘 호르몬 분비를 촉진하게 됩니다. TSH는 티로글로불린이라고 하는 단백질을 만들게 하고, TPO라고 하는 효소를 활성화해서 요오드가 갑상샘 안으로 들어오게 통로를 만들어 줍니다.

티로글로불린 단백질과 요오드가 만나서 T4라는 갑상샘 호르몬을 만듭니다. 그런데 간이나 장에서 T4에서 T3로 바뀌어야 활성화 상태가 됩니다. T3가 T4보다 4~5배의 활성을 가지고 있습니다. 겨울잠을 자는 동물들이 동면할 때는 갑상샘 호르몬이 T3가 아니라 비활성화된 형태인 rT3로 바뀐다고 합니다. 그러면 에너지대사를 안 시키니 두세 달 정도는 먹을 것을 안 먹어도 그대로 생명을 유지할 수 있습니다. 이처럼 갑상샘 호르몬은 분비샘 중에서 가장 큰 분비샘이고 체온 조절과 대사 과정에 매우 중요한 역할을 합니다.

다이어트를 하기 위해 식사를 안 하고 굶으면 살이 빠질 것 같지요? 하지만 밥을 안 먹으면 동면하는 동물과 같은 상태가 되어 갑상샘 호르몬 T4에서 T3로 전환이 잘 안 됩니다. 잠을 잘 안 자거나 과다한 스트레스를 받는다면 역시 T4에서 T3로 전환이 잘 안 됩니다. 그래서 밥도 잘 안 먹고, 잠도 잘 안 자고, 스트레스를 받으면 오히려 살이 찌는 경우가 있습니다. 갑상샘 기능이 떨어져서 에너지대사가 잘 안되기 때문이지요.

비타민D3가 부족할 때도 전환이 잘 안되니 햇볕을 많이 쬐고, 비타민D도 충분히 먹어주면 좋습니다. 또 부신피질 호르몬이라고 하는 스테로이드 호르몬을 많이 먹거나 주사를 맞아도 T4에서 T3로 전환이 잘 안 됩니다. 요오드가 부족할 때도 전환이 잘 안되는데, 가장 큰 이유는 환경 독소가 T4에서 T3로의 전환을 방해하기 때문입니다. 이럴 경우는 갑상샘 검사가 정상 수치로 나오더라도 갑상샘 기능이 저하된 상태라고 할 수 있습니다.

갑상샘 기능이 떨어지면 살이 찌고 콜레스테롤 수치가 높아지는 이유

갑상샘 호르몬의 다양한 역할 가운데 중요한 것은 기능 단백질을 조절하는데 영향을 준다는 것입니다. 기능적인 단백질에는 ① 수용체(Receptor) ② 효소(Enzyme) ③ 신경전달물질(Neurotransmitter) 등이 있습니다.

갑상샘 호르몬 분비가 원활하지 못하다면 이러한 단백질의 기능이 떨어지게 됩니다. 효소, 호르몬은 수용체가 있어야 받아들여져서 그 기능을 하게 되는데, 수용체가 잘 작동하지 못한다면 몸의 여러 곳이 제대로 돌아갈 수 없습니다. 갑상샘 호르몬은 간과 조직 세포에서 LDL콜레스테롤을 세포 안으로 받아들일 수 있는 LDL 수용체를 발현시키는 역할을 합니다. 만약 갑상샘 호르몬의 분비가 떨어지면 LDL 수용체의 숫자가 줄어들기 때문에 혈중 콜레스테롤이 증가할 수 있습니다. 갑상샘 분비 저하가 고지혈증을 유발하는 한 요인(약 10% 정도)

이 되는 것입니다.[1]

또 갑상샘 호르몬은 심장 세포에서 베타1 수용체의 발현을 촉진합니다. 갑상샘 호르몬이 부족하면 이 수용체의 숫자가 부족해서 아드레날린에 반응을 덜하게 되니 심장의 맥박이 천천히 뛰는 서맥(徐脈)이 될 수 있습니다. 반대로 갑상샘 기능이 항진되면 이 수용체의 숫자가 증가하기 때문에 아드레날린에 과도한 반응을 하여 빈맥(頻脈)이 될 것입니다.

갑상샘 호르몬은 효소(Enzyme)의 발현량도 증가시킵니다. 갑상샘 기능이 떨어지면 체중이 증가하는 이유는 지방을 분해하는 효소인 HSL(Hormone Sensitive Lipase) 합성량이 줄어들기 때문입니다. 또 갑상샘 호르몬의 분비량이 적어지면 신경전달물질(Neurotransmitter)의 합성이 적어져 우울증에 걸리기 쉽습니다.

이런 점을 잘 생각해보면 갑상샘 호르몬의 역할이 매우 중요하다는 생각이 듭니다. 만약 갑상샘을 절제해야 할 필요가 있는 경우라도 가능하면 한쪽만 절제하는 게 좋은데, 그 이유는 아무리 합성 갑상샘 호르몬제를 투여하더라도 자연스러운 갑상샘 호르몬의 역할을 대신하기는 어렵기 때문입니다. 갑상샘 절제술을 받은 사람들은 대부분 무기력증으로 고생하는 경우가 많습니다. 갑상샘 기능이 매우 나빠져서 수술이 필요해지기 전에 평소 환경 독소를 빼주는 요오드를 챙겨 먹으면 좋겠지요.

---

1   출처: Thyroid. 2013 Sep;23(9): 1057-1065

갑상샘 호르몬 T4, T3, rT3, FT4, FT3의 의미와 정상 범위

갑상샘 호르몬은 몇 가지 형태를 띠고 있습니다. 활성이 가장 높은 호르몬은 T3이며, T4, rT3는 활성이 거의 없습니다. T3는 갑상샘 호르몬 수용체에 대한 결합력이 T4보다 약 5배 높으므로 그 효능도 5배 정도 높다고 합니다. rT3는 갑상샘 호르몬 수용체에 결합은 하지만 mRNA를 전사하지 못하기 때문에 활성이 전혀 없습니다. T3의 효능을 5라고 한다면 T4의 효능이 1 정도 되고, rT3의 효능이 0 정도 된다고 할 수 있습니다.

T4의 반감기(함량이 절반으로 되는 기간)는 약 7일이고, T3의 반감기는 약 1일입니다. T4의 반감기가 상대적으로 긴 이유는 T4가 혈액에 존재할 때 대부분 TBG(Thyroxine Binding Globulin)에 결합하고 있기 때문입니다. 약 0.1% 정도만이 단백질에 결합하지 않은 자유로운(Free)

상태로 존재합니다. TBG에 결합하고 있지 않은 T4를 Free T4(FT4)라고 합니다. 비유하자면 T4는 은행에 적금 들어놓은 돈이라서 바로 사용할 수 없고, ATM 기기에서 현금을 인출해서 사용하는 것은 FT4라고 생각할 수 있겠습니다. 통장에 있는 돈의 0.1%만 현찰로 꺼내쓰는 셈입니다.

T4의 정상 대사와 비정상 대사

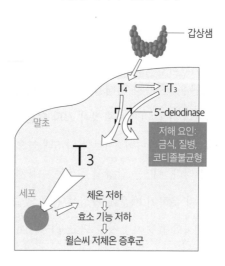

반면에 T3는 혈액에 존재할 때 약 99%는 TBG에 결합한 형태이고, 약 1% 정도는 Free T3(FT3)로 존재합니다. 통장에 있는 돈의 1%를 꺼내쓰는 셈입니다. 하지만 T3의 반감기는 아주 짧습니다.

FT3의 농도는 230~619pg/dl

전체 T3의 농도는 80~180ng/dl

FT3의 농도는 전체 T3 농도의 약 1/100입니다.

(피코그램pg은 나노그램ng의 1/1,000)

갑상샘 약물은 T4 형태로 사용하고, T3 형태로 잘 사용하지 않는 이유는 T3의 반감기가 짧아서 혈중 갑상샘 호르몬의 농도를 조절하기가 매우 까다롭기 때문입니다. 갑상샘 호르몬이 분비될 때 대략 93% 정도는 T4의 형태로 분비되고, 7% 정도는 T3의 형태로 분비되며, 1% 미만이 rT3의 형태로 분비됩니다.[1]

갑상샘에서 분비된 T4는

❶ 약 60% 정도는 간에서 T3로 전환되고

❷ 약 20% 정도는 장에서 T3로 전환되고

❸ 일부는 T4가 세포 내로 들어가 세포 내에서 T3로 전환되고

❹ 일부는 rT3로 전환됩니다.

---

1   출처: J Korean Med Assoc 2018 April; 61(4):241-247

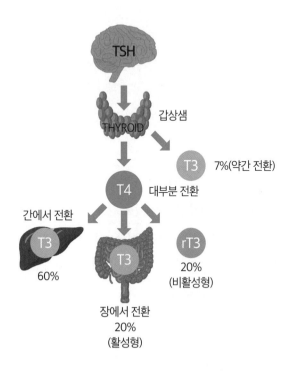

TSH

갑상샘

THYROID

T3 7%(약간 전환)

T4 대부분 전환

간에서 전환

T3

60%

T3

장에서 전환
20%
(활성형)

rT3

20%
(비활성형)

만약 간과 장의 기능이 원활하지 않은 사람이라면 T4 상태의 약물인 씬지로이드를 먹어도 T3로 전환율이 낮아질 것입니다. 처방약을 먹더라도 여전히 갑상샘 저하 상태에 있게 된다는 뜻입니다. 그런데, 갑상샘 기능 검사는 주로 TSH와 FT4 검사를 하고 T3에서 rT3로 얼마나 전환되었는지에 대해서는 간과하는 듯합니다.

갑상샘 기능 검사는 주로 TSH와 FT4를 검사합니다. TSH와 FT4 둘 중에서 하나만 선택해서 갑상샘 기능을 평가할 때는 FT4보다는 TSH를 측정합니다. 그 이유는 FT4의 수치가 2 정도 변할 때 TSH 수치는 100 정도로 변하기 때문에 갑상샘 기능의 변화를 훨씬 더 잘 반영하기 때문입니다. T4의 수치가 내려가면 갑상샘 자극 호르몬인 TSH는 반비례하여 올라갑니다.

TSH의 정상 수치: 0.5~6.0uU/ml

FT4의 정상 수치: 0.7~1.8ng/dl

전체 T4의 농도: 4.6~12ug/dl

전체 T4의 농도는 FT4 농도의 약 1,000배입니다.

ug(마이크로그램)은 ng(나노그램)의 1,000배입니다.

갑상샘 호르몬 검사

1개 항목만 측정: TSH를 측정합니다.

2개 항목 측정: TSH와 FT4를 측정합니다.

3개 항목 측정: TSH, FT4, T3를 측정합니다.

FT3가 아닌 T3를 측정하는 이유는 효능이 가장 높은 갑상샘 호르몬은 Free한 상태로 존재하는 FT3이지만 Free T3는 혈중 농도가 pg/dl 수준으로 낮고, T3의 1/100 정도만 존재하므로 함량이 너무 낮아서 신뢰성이 떨어지기 때문에 측정하지 않습니다. 대신 측정 가능한 T3 (Total T3)를 측정합니다.

아급성 갑상샘염과 하시모토 갑상샘염

류머티스 관절염과 함께 갑상샘 기능 저하증인 하시모토 갑상샘 질환은 한국 여성들이 가장 많이 앓고 있는 자가면역질환입니다. 하시모토 갑상샘염은 항TPO(Thyroid peroxidase) 항체와 항TG(Thyroglobulin) 항체가 생겨 TPO와 TG를 파괴하기 때문에 갑상샘 호르몬이 저하되는 갑상샘 질환입니다. 하시모토 갑상샘염의 주원인은 할로겐 원소인 브롬 독소입니다. 브롬 독소가 갑상샘 내로 들어오면 이물질에 대한 면역반응이 일어나는데, Th1에서는 Tc를 활성화하고, 또 마크로파지(Machrophage)에서는 염증성 사이토카인 TNF-알파, IL-1, IL-6를 분비하게 되므로 갑상샘 세포가 파괴되는 것입니다.

브롬, 염소, 불소, 납, 수은 등의 환경 독소가 많아지거나 과도한 스트레스를 받으면 면역체계에 불균형이 생기면서 항TPO 항체를 만들게 되는데, 항TPO 항체는 갑상샘 세포를 파괴합니다. 항체가 밖에서 들어오는 외부 침입자를 공격하지 않고, 내 몸을 공격하는 것을 자가면 역질환이라고 합니다.

아급성 갑상샘염은 바이러스를 없애는 면역세포가 갑상샘을 공격했을 때 생기는 염증입니다. 초기에는 갑상샘 여포 세포가 파괴되면서 과량의 갑상샘 호르몬이 혈액에 방출되기 때문에 갑상샘 중독 증상이 생길 수 있습니다. 중기가 되면 갑상샘 여포 세포가 대부분 파괴되었기 때문에 T4, T3는 정상이고, TSH는 증가하는 상태가 됩니다. 후기가 되면 갑상샘 호르몬의 분비량이 감소하는 갑상샘 기능 저하 증상이 나타납니다. 아급성 갑상샘염은 이러한 일련의 과정들이 6개월에 걸쳐서 일어나게 되는데, 6개월 정도 지나면 대부분 자연스럽게 정상의 갑상샘 기능을 되찾는다고 합니다. 우리 몸에서 자체적으로 회복 능력이 가동되는 것입니다.

아급성 갑상샘염의 초기에 갑상샘 중독 증상이 일어나면 심장박동이 너무 빨라지므로 베타 차단제를 투여해서 심박수를 정상화하는 처방을 하게 됩니다. 만약 갑상샘 여포 세포가 파괴되면서 통증이 심하게 나타나면 NSAID를 투여하여 통증을 완화하는 처방도 필요합니다. 후기에는 갑상샘 호르몬을 투여해서 갑상샘 기능 저하 증상을 없애게 됩니다.

하지만 급성, 아급성 염증은 대부분 정상적인 조직으로 회복될 확률이 높다고 하는데요. 특히 분비샘은 정상으로 회복하는 세포 분열이 왕성하다고 합니다. 일시적으로 TSH가 높아지더라도 섣불리 씬지로이드를 복용하는 것은 고려할 필요가 있습니다. 정상적인 TSH 수치는 4~5 이하인데, 10 이상이면 일반적으로 갑상샘 기능 저하로 진단하고, 씬지로이드를 처방합니다. 하지만 아급성 갑상샘 기능 저하증이 있을 때 합성 T4 호르몬인 씬지로이드를 처방해서 먹게 되면 TSH는 낮아지나 스스로 갑상샘 호르몬을 분비하는 기능이 없어질 수도 있습니다.

마치 당뇨 환자가 인슐린 주사를 맞게 되면 췌장에서 스스로 인슐린을 분비하는 능력이 거의 없어지는 것과 같습니다. TSH는 갑상샘을 자극해서 갑상샘 호르몬의 분비량을 증가시키기도 하지만, 갑상샘 상피세포의 분화를 촉진해서 원래의 갑상샘 조직으로 돌아가게 하는 역할도 할 수 있습니다. 그런데 TSH가 낮다고 해서 씬지로이드를 처방하게 되면 TSH 수치를 낮추기 때문에 인체 스스로 갑상샘 여포 세포의 기능을 되돌릴 기회가 영영 없어질 수도 있습니다.

> TSH가 하는 역할
> ❶ 여포 세포(Thyroid follicular cell)를 자극해서 갑상샘 호르몬 분비를 촉진합니다.

나이가 들면 염증 때문에 갑상샘 여포 세포가 줄어듭니다. TSH를
증가시키면 갑상샘 여포 세포의 세포 주기(Cell cycle)를 촉진시키게 되
어 세포 분열이 촉진되고 갑상샘 여포 세포는 다시 증가하게 됩니다.

그래서 TSH가 5 이상 혹은 10 이상 증가한다면 먼저 갑상샘 항체
(항TPO 항체, 항TG 항체)가 있는지 먼저 확인해보는 것이 좋습니다. 만
일 갑상샘 항체가 없다면 TSH 수치가 20~30까지 증가하더라도 되돌
릴 수 있는 상태이므로(갑상샘 여포 세포가 파괴되지 않은 상태임) 체내 염
증을 조절하는 GLA40, 갑상샘에 염증을 일으킬 수 있는 할로겐 독소
를 제거할 수 있는 요오드를 투여해서 6개월 정도 경과를 관찰해보기
바랍니다. 약 50% 정도에서는 6개월 후에 TSH가 정상으로 회복될 가
능성이 큽니다. 항TPO 항체, 항TG 항체가 갑상샘을 공격해서 갑상샘
조직의 부피가 커지고 염증이 생긴다면 PGE_2를 억제하여 항염증 작용
에 유용한 GLA40이 도움을 줄 것으로 예상합니다.

저는 다행히도 모르는 사이에 아급성 갑상샘염을 앓고 지나간 듯
합니다. 비록 1.9cm의 결절이 생겼지만, 지금은 호르몬 치료의 도움 없
이 정상적인 갑상샘 기능이 유지되고 있습니다.

TSH가 과도하게 상승하면 갑상샘 여포 세포의 분화가 촉진되기 때문에 갑상샘암이 될 수 있습니다. 이런 때에는 티록신(Thyroxine)을 처방해 TSH를 낮추는 치료를 해야 합니다. 하지만 TSH가 갑상샘 여포 세포의 증식을 촉진하고, 염증이 없는 상태에서는 암세포로 분화하지 않는다고 합니다.

Low T3 syndrome
당신도 해당될 수 있다

+

갑상샘 검사 결과 TSH가 10 이상이고, Free T4(FT4)가 0.7 이하이면 갑상샘 기능 저하라고 판단합니다. 갑상샘 기능 저하 검사의 보험 기준은 TSH, FT4, T3 수치이지만 대부분은 TSH와 FT4로 갑상샘 기능 저하를 진단합니다.

우리나라 여성의 경우는 약 1% 정도가 TSH가 높고, FT4가 낮은 갑상샘 기능 저하증이라고 합니다. 아급성 갑상샘염은 TSH는 높으나 FT4는 정상적인 상태입니다. 갑상샘 호르몬 검사를 해서 정상을 보이는 사람에게도 갑상샘 기능 저하 증상이 나타나는 경우를 Low T3 syndrome이라고 합니다. 이런 사람에게는 갑상샘 호르몬인 LT4(Levothyroxine)를 투여하더라도 전혀 치료 효과가 없습니다.

Low T3 syndrome은 병원에서 진단되지 않는 갑상샘 기능 저하

중입니다. T4가 T3로 대사되지 않고 rT3로 대사되기 때문에 생기는 것입니다.

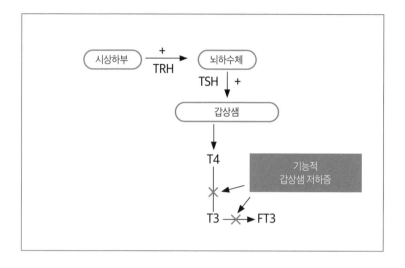

T3와 rT3는 요오드가 제거되는 위치가 다릅니다. T3는 바깥쪽 ring(5' 위치)에 있는 요오드가 제거되고, rT3는 안쪽 ring(5 위치)에 있는 요오드가 제거됩니다. 바깥쪽의 요오드가 제거되어야 활성형이 되는 것입니다. 요오드를 제거하는 효소인 Deiodinase type1과 type3는 간이나 장의 세포막에 존재해 혈액의 T3와 rT3의 농도를 반영하는데, Deiodinase type2는 신체 대부분의 세포 내에 있는 ER(Ehdoplasmic reticulum)에 존재하기 때문에 혈액의 T3와 rT3를 측정해도 반영되지 않습니다. 그러므로 병원에서 Low T3 syndrome은 정확히 측정하기가 어렵습니다.

갑상샘 기능 저하의 유병률은 약 1%이고, Low T3 syndrome의 유병률은 약 20% 이상이라고 합니다. Low T3 syndrome이 있다면 갑상샘 호르몬(FT4와 TSH)의 수치가 정상이라도 갑상샘 기능 저하 증상을 호소하게 됩니다. 예를 들어 손발이 차고, 피곤하고, 붓고, 살이 찌기 쉬운 상태가 될 것입니다. 그러므로 갑상샘 기능 저하증과 Low T3 syndrome의 접근 방법이 달라야 합니다. 이런 경우는 합성 T4 약물을 먹는다고 좋아지지 않고, T4→T3로 전환을 도와주는 요오드와 같은 영양소 요법이 필요합니다.

우리는 할로겐 원소인 브롬 독소가 첨가된 밀가루 음식을 주식처럼 먹고삽니다. 나도 알지 못하는 환경 독소가 생활환경 곳곳에 도사리고 있습니다. 중국발 미세먼지 속에도 중금속이 많습니다. 5'deiodinase 활성은 떨어뜨리고 5deiodinase의 활성이 높아져서 바깥쪽의 요오드는 안 떨어지고 안쪽의 요오드가 떨어져 나갑니다. 속임수 같은 효소의 활성은 rT3가 T3를 대신해버립니다. 굴러온 돌이 박힌 돌을 뺀다는 말이 있듯이 환경 독소는 요오드가 떨어져 나가는 위치를 살짝 바꾸면서 온몸의 활력을 떨어뜨립니다. 다시 굴러온 돌을 빼내고 원위치시키려면 요오드, 셀레늄, 철, 아연, 비타민B2, 6, 12 등의 영양소가 필요합니다. 처방약을 먹어도 컨디션이 썩 좋아지지 않는다면 이러한 영양소도 함께 챙겨 먹는 게 좋을 것입니다.[1]

---

1   출처: J Clin Pathol. 1993 May; 46(5): 456-458

갑상샘 기능을 도와주는 영양소 구성은 어떤 게 좋을까요? 우리 몸에는 2가지 형태의 요오드가 존재합니다. 분자 형태의 Iodine과 이온 형태의 Iodide 형태입니다. Iodine은 주로 유방이나 전립선 등에 존재하고, Iodide는 갑상샘이나 피부에 더 많이 존재합니다. 그래서 질 좋은 요오드 제품을 고르려면 이렇게 2가지 형태의 요오드가 다 들어있는지 확인할 필요가 있습니다.

TPO가 요오드를 NIS라는 통로를 통해 유입시키는 과정에서 H_2O_2(과산화수소)라는 활성산소가 발생하게 됩니다. 과산화수소는 상처에 바르면 거품을 내면서 세균을 사멸하듯 우리 몸에 있으면 세포에 심한 타격을 주는 활성산소로 작용합니다. 이 활성산소가 갑상샘 세포를 파괴하게 되므로 신체 내에는 해독시키는 시스템이 존재합니다. 셀레늄은 해독에 관계되는 효소인 GPX(Glutathioneperoxidase)의 조효소로 사용되므로 갑상샘 기능에 매우 중요한 역할을 합니다. 그리고 아연은 갑상샘 호르몬을 분비시키는 TRH, TSH의 생합성에 필요하며, 갑상샘 세포 내에서 T4, T3 등을 생성할 수 있도록 Transporter로 작용합니다.

철분도 갑상샘 기능에 매우 중요한 성분입니다. TPO의 구조 중심에 헴(Heme)이 있습니다. 요오드를 Oxidation시키는 과정에 철분이 있어야 갑상샘 호르몬이 만들어지는 것입니다. 그래서 무증상 갑상샘 저하증인 경우, 요오드와 셀레늄, 아연도 매우 필요하지만 질 좋은 헴철을 같이 먹어준다면 갑상샘 기능이 잘 회복될 것입니다. 더불어 이유를 알 수 없는 무기력증에서 탈출하도록 도와줄 것입니다.[2]

팜스 슈퍼 요오드S 속에는 Iodide 3.5mg, Iodine 3.5mg이 함유되어 있고, 셀레늄, 아연, 비타민D 등이 골고루 들어있어서 저도 꾸준히 먹고 있고, 약국에 방문하는 분들에게도 권하는 제품입니다.

---

2   출처: Int. J. Mol. Sci. 2023, 24(4), 3393

갑상샘 항진증에서
저하증으로 가는 이유

갑상샘 호르몬의 양이 줄어들게 되면 갑상샘 자극 호르몬인 TSH 를 불러내어 호르몬을 만들게 하는 것은 양성 피드백입니다. 반대로 갑상샘 호르몬이 많이 만들어져 T4가 충분하다면 이제 그만 만들라고 하는 것은 음성 피드백 장치라고 할 수 있습니다. 갑상샘 항진증은 이러한 음성 피드백 장치가 어떤 원인에 의해서 통제가 안 된 채로 계속 T4가 많아지는 병이라고 할 수 있습니다.

하시모토 갑상샘염은 갑상샘 저하증을 나타내는 자가면역질환이고, 그레이브스병은 갑상샘 항진증을 나타내는 자가면역질환입니다. 자가면역질환은 과도한 항체 때문에 생기는 것인데, TSI는 TSH 수용체만 자극하는 항체이고, 항TPO 항체는 갑상샘 세포를 파괴하는 항체입니다. 하시모토 갑상샘염은 항TPO 항체에 의해서 갑상샘 세포가 파괴되기 때문에 갑상샘 기능 저하가 오고, 그레이브스병은 갑상샘 호르몬 생성을 자극하는 항체인 TSI에 의해 발병합니다.

그레이브스병 환자가 TSI와 항TPO 항체를 모두 가지고 있는 확률은 70% 정도라고 합니다. 그레이브스병 초기에는 TSI에 의해 갑상샘 기능이 항진되는데, 병의 기간이 길어질수록 항TPO 항체에 의해 갑상샘 세포가 파괴되어 숫자가 적어지므로 결국 갑상샘 기능 저하증으로 바뀌게 됩니다. TSI는 갑상샘 세포를 파괴하지 못하지만, 항TPO 항체는 갑상샘 세포를 파괴하기 때문에 갑상샘 항진증 이후 갑상샘 기능 저하증이 되어버리기도 하는 것입니다.

갑상샘 항진증에 쓰이는 메티마졸이라는 약제가 있습니다. 메티마졸은 TPO 효소가 아예 생성되지 못하게 하는 기전을 가지고 있습니다. 이러한 방법은 우선 급한 불은 끄겠지만 원인을 해결하는 방법은 아닙니다. 항진증 약 메티마졸과 저하증 약 씬지로이드가 같이 처방되는 경우도 흔합니다. 대증요법을 하는 현대 의학의 한계라는 생각이 듭니다.

갑상샘 항진증이 생기면 얼굴에 열이 오르고, 안구가 돌출되고, 체중이 빠지고, 설사를 하거나 생리 양이 적어지면서 기진맥진해집니다. 면역력도 떨어지게 되지요. 그레이브스병은 영양요법을 한다면 면역의 균형을 맞추어주는 방향으로 조절하는 게 좋습니다. 스트레스를 내려주는 것도 필요할 것입니다. 저는 이러한 분들에게 전문약과 더불어서 면역의 균형을 맞춰 주는 아라비녹실란 제제와 스트레스를 내려주는 홍경천 고순도 추출물, 그리고 미네랄 제제를 꾸준히 드시라고 권해 드립니다.

대개의 건강한 사람들은 요오드를 많이 먹더라도 우리 몸에는 적절하게 조절해주는 장치가 있어서 갑상샘 항진증으로 가지는 않습니다. 하루에 7mg 정도의 요오드를 먹게 되면 2주 후면 갑상샘 세포에 포화가 된 후 그다음에는 상기도 점막과 위장 점막 등 전신으로 가서 사용됩니다. 갑상샘 질환이 있다면 반드시 병원에서 상담받아야 하고, 전문약과 함께 요오드 제품이나 면역력을 조율해주는 제품을 적절히 드신다면 전문약을 점점 줄일 수 있고, 갑상샘 기능이 더 좋아질 수 있을 것입니다.

기능적 갑상샘 저하증의 원인

그간 rT3가 무조건 나쁜 것이라고 생각했는데, 꼭 그런 것은 아닙니다. rT3가 존재하지 않는다면 신체는 대사가 너무 항진될 수 있으므로 적절한 농도의 rT3는 필요합니다. T3와 rT3의 균형이 맞으면 인체의 대사는 너무 항진되지도 않고, 너무 저하되지도 않습니다. 한 치의 오차 없는 신(神)의 정확한 계획일까요? 하지만 정상적인 사람의 T3:rT3=4:1 정도인데요. 현대인의 T3와 rT3의 비율이 거의 1:1까지 나타나는 사람이 많다고 합니다. 이처럼 rT3로 전환되는 호르몬의 양이 너무 많다고 할 수 있습니다.

갑상샘 기능이 떨어져서 투여하는 갑상샘 호르몬은 합성 T4 제제입니다. 반면 갑상샘에서 자연스레 분비되는 갑상샘 호르몬은 T4:T3의 비율이 93:7입니다. 갑상샘 호르몬을 투여하는 사람은 체내 염증으로 인해 갑상샘이 손상되었기 때문에 이미 T4→T3 전환 능력이 떨어져 있는 것입니다. 더군다나 체내 염증이 있으면 T4→rT3의 전환이 촉진된다고 합니다.

간과 장의 기능이 나쁘면 갑상샘 저하증이 생길 수 있습니다. 간 수치가 증가되어 있거나, 간염, 간경화가 있으면 갑상샘 호르몬이 정상적으로 대사되지 못하여 T4→rT3로 전환될 확률이 높습니다. 장내 세균총이 불균형적이어도 갑상샘 호르몬이 정상적으로 대사되지 못해 갑상샘 기능 저하 증상이 나타날 수 있습니다.

SIBO증, 셀리악병[1] 등이 있다면 갑상샘 기능 저하증이 될 확률이 높은 것입니다. 그러니 갑상샘 기능을 정상화하려고 한다면 간과 장 기능을 최우선으로 돌아볼 필요가 있습니다. 저는 장 기능이 매우 나쁜 사람들에게 콩을 발효시킨 포스트바이오틱스 액상 제제를 권하여 드리면 굉장히 좋아져서 여러 가지 질환들이 빨리 회복되는 경우를 많이 보았습니다. 이와 같이 갑상샘 질환에서 회복되기 위해서도 장 기능 정상화가 우선입니다.[2]

스트레스를 많이 받아 코티솔 수치가 너무 높거나 너무 낮아도 T3로 전환이 잘 안 됩니다. 게다가 코티솔 수치가 높으면 갑상샘 호르몬 수용체에 문제가 생겨서 갑상샘 기능 저하 증상이 생깁니다. 스트레스

1 　셀리악병은 글루텐에 대한 감수성이 증가하여 나타나는 알레르기 질환이다.

2 　출처: Nutrients. 2020 Jun; 12(6): 1769

는 갑상샘 호르몬을 튕겨낸다고 할까요? 아무튼, 스트레스는 정상적인 호르몬 체계를 뒤죽박죽으로 만들어 놓습니다. 시상하부-뇌하수체-부신 축(HPA), 시상하부-뇌하수체-갑상샘 축(HPT)과 시상하부-뇌하수체-성선 축(HPG)에 영향을 줍니다. 과도한 스트레스로 부신 축이 문제가 있으면 갑상샘 축에도 영향을 주는 것입니다. 한국 여성의 20%에서 이런저런 이유로 무증상 갑상샘 저하증이 의심되고 몸이 차고 피곤하고 살이 찝니다.[3]

검사상 잘 안 나타나지만, 자꾸 힘이 없고 피곤하고 위와 같은 증상이 나타난다면 환경 독소를 배출시켜서 T4→T3로 전환을 도와주는 요오드 제품, 간 기능을 개선시키는 실리마린 제제, 장 기능을 개선시키는 포스트바이오틱스, 스트레스를 완화시키는 부신영양소나 홍경천 제제 등을 잘 활용한다면 삶의 질이 나아질 것입니다. 각종 만성 염증을 예방하는 데는 GLA40이 상당히 도움을 줍니다.

---

3   출처: Thyroid Res. 2012; 5:13

8장

스트레스를 날려버려야
통증도 날아간다

- 고순도 홍경천 제품의 활용

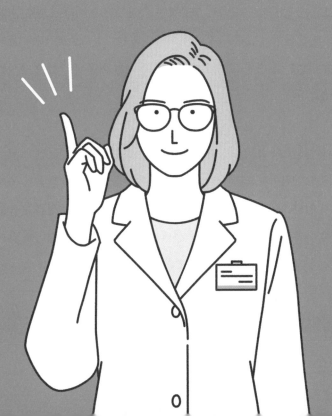

항상 교감신경
항진상태인 사람의 특징

+

복잡한 현대인의 생활에서 이젠 과거와 같이 의식주를 해결하는 문제보다는 정신적인 문제로 고통받는 사람들이 늘어나고 있습니다. 부작용과 습관성이 많은 향정신성 의약품을 장기적으로 복용하기보다 습관성이 없는 홍경천 고순도 제품을 사용하여 마음에 평화를 유지하면 좋겠습니다.

약국에 있다 보면 다양한 사람들을 만납니다. 저는 한눈에 보고서 이 사람은 양인이다, 음인이다, 교감신경 항진형이다, 부교감신경 우세형이다, 이런 식으로 나름 파악합니다. 이런 대강의 체질, 성격 분류를 하면 각 사람의 특징에 맞게 제품 선택을 잘할 수 있고, 또 성격에 맞는 대화를 나누게 됩니다. 이것을 두고 흔히 돗자리 깐다고 합니다.

인체 각 기관에는 교감신경이 부교감신경보다 더 발달해 있습니다. 왜냐하면 교감신경은 위급상황에서 생명을 보존할 수 있기 때문입니다. 부교감신경은 주로 먹고 배설하고 사랑하는 등 본능적인 행동과 관련이 깊어 내적인 호르몬을 분비시키는 역할을 담당하고 있습니다.

저는 교감신경 우세형으로 돌진형, 행동형입니다. 생각해보고 이거다 싶으면 곧바로 실천에 옮기는 타입입니다. 그래서 실수도 많이 하는 편이지요. 양인은 호기심이 많은 편이나 끈기는 좀 부족합니다. 반면 부교감신경 우세형은 생각하고 또 생각하고 결심해도 하룻밤 자고 나서 또 바뀔 수 있습니다. 생각이 많고 음적이라서 결단하고 행동으로 옮기는 데 시간이 걸립니다. 하지만 일단 시작한 일의 지속력이나 끈기는 양인보다 더 강할 수 있답니다. 꼭 다 그런 것은 아니겠지요.

저는 목표지향적인 사람으로서 늘 교감신경이 항진되어 해야 할일을 열심히 추진하는 편입니다. 저를 만난 사람들은 대부분 제가 열정적이라고 합니다. 그래서 저는 열심히 설명하는데, 이게 과하다 보니 듣는 사람은 왜 화를 내면서 말하냐고 오해받기도 합니다. 그래서 교감신경 항진을 가라앉혀주는 것이 필요합니다.

중학교 졸업 앨범 사진을 보면 눈을 부릅뜬 모습을 하고 있습니다. 제가 봐도 좀 웃깁니다. 완전 교감신경 항진상태라고 할 수 있지요. 저는 IQ가 그리 높은 편은 아니고 노력형입니다. 그런데 물리나 수학은 노력해도 잘하지는 못했습니다. 제가 인문학적인 소양 쪽으로 더 발달된 듯합니다. 그러니 슬슬 공부하는 듯한 친구가 늘 1등을 하고 저는 아무리 노력해도 2~3등밖에 못 하니 그 약점을 극복하고자 그렇게 두 눈을 부릅뜨고 애를 썼나 하는 생각이 듭니다. 지나 보면 성적이 인생에서 최고로 중요한 것은 아닌데 말이지요.

그래서 저의 이러한 면을 고쳐보고자 20대 후반부터 꽉 쥐는 습관을 의도적으로 하지 않으려고 노력했습니다. 내 것을 좀 포기하고 남에게 양보하려고 했어요. 하지만 긴장과 스트레스로 어깨가 늘 딱딱하게 굳어있었습니다. 지금은 이런 성향이 많이 없어져서 그때보다 부드러워진 편이지만 사람의 바탕이 완전히 바뀌지는 못하는 것 같습니다. 저의 어머니께서도 천성이 매우 부지런하셨는데요. 세포 내 에너지 공장인 미토콘드리아는 모계유전이라고 합니다. 저같이 교감신경 항진형에게는 칼슘, 마그네슘 등 미네랄 제제와 살리드로사이드가 포함된 홍경천 추출물이 보약인 듯합니다. 위로 오르는 열기를 차분히 가라앉혀 주면서 집중력은 높여주거든요. 항진형으로 타고났지만 이렇게 적당히 조율해주는 영양소가 있으니 참 좋은 것 같습니다.

교감신경이 흥분되면
우리 몸은 수축한다

신체 각 기관은 교감신경절 말단에서 분비되는 노에피네프린과 결합하는 수용체(Receptor)가 있습니다. 호르몬이 있으면 수용체가 받아줘야 어떤 작용이 일어납니다. 아무리 사랑해도 상대방이 안 받아주면 사랑이 이루어지지 않는 것과 마찬가지입니다.

인체의 각 장기를 조절하는 교감신경 수용체는 대부분 α_1(알파1)과 β_2(베타2)라고 합니다. 알파1은 평활근을 수축시키고, 베타2는 평활근을 이완시키는 역할을 합니다. 적절한 스트레스 상태에서는 NE(노에피네프린)이 혈관의 알파1 수용체와 요도 괄약근의 알파1 수용체를 과도하게 자극하지 않기 때문에 방광이 과민해지지 않습니다. 반면 스트레스를 받는다면 모세혈관 괄약근이 수축하고, 요도 괄약근이 수축하므로 과민성 방광염에 잘 걸릴 수 있습니다.

과도한 스트레스는 기관지 평활근도 수축시킵니다. 스트레스를 받거나 마음이 급한 상태에서 말을 하려고 하면 마른기침이 나오는 현상도 이런 이유 때문입니다. 우리 몸의 여러 가지 장애가 스트레스로 인해서 일어나는 경우가 많습니다. 스트레스는 교감신경을 과도하게 활성화하고, 교감신경 말단에서 분비된 노에피네프린이 알파1 수용체를 과도하게 활성화하여 평활근을 수축시키고, 눈 쪽으로는 안구건조증, 눈 모세혈관 터짐 현상, 위장 쪽으로는 소화불량, 역류성 식도염, 비뇨기과 쪽으로는 과민성 방광염, 빈뇨, 전립선 비대증 등 다양한 신체적인 증상을 유발하게 됩니다.[1]

모든 질병의 이면에는 스트레스가 깔려있습니다. 스트레스를 많이 안 받는다면 좀 힘든 질환도 극복하기 수월할 것이고, 심각하지 않은 병도 스트레스를 계속 받게 되면 중병으로 진행될 수 있습니다. 마음의 상태가 정신 건강, 육체적 건강에까지 막대한 영향을 미치게 됩니다. 저부터 너무 많은 일을 하지 않도록 완급 조절을 해야 할 것 같네요. 더불어 소양인 체질 특성상 약점 보완을 위해서 홍경천의 살리드로사이드, 미네랄 제제를 열심히 챙겨 먹으려고 합니다.

---

1   출처: Adamsson and Bernhardsson BMC Family Practice (2018) 19:172

혈압이 높아지면
심장, 신장이 타격받는 이유

우리 몸의 혈압 조절에 가장 중요한 장기는 혈관, 심장과 신장이라고 할 수 있습니다. 베타1 수용체는 주로 심장과 신장에 존재하면서 혈압을 조절해줍니다. 긴장하거나 흥분하면 혈관의 알파1 수용체를 자극하여 혈압이 오르고, 교감신경이 흥분되어 NE이 분비됩니다. NE이 베타1 수용체와 결합하면 심장의 SA node phase 4단계의 기울기가 상승하여 심박수와 심박출량이 증가합니다.

또 심장근육인 Myocardium에 있는 베타 수용체와 NE이 결합하여 수축력이 증가되고, 1회 박출량이 증가하게 됩니다. 만약 편안한 상태가 된다면 무스카린 수용체가 SA node와 결합하여 심박동수가 줄어들고 전위차는 줄어듭니다. 스트레스에 의해서 많은 양의 혈액이 나가고 심박동수가 빨라지므로 혈액의 압력이 높아지니 고혈압이 되고, 지나치게 심박동수가 빠르거나 혈압이 높아지면 심장에도 타격을 받습니다. 결국, 스트레스는 고혈압과 심장병을 유발합니다.

또 한 군데 고혈압을 유발하는 장기는 신장입니다. 스트레스를 받으면 NE이 신장의 방사구체(Juxtaglomerular apparatus)에 있는 베타1 수용체와 결합하게 됩니다. 신장에서 수분을 포함한 혈액이 수입세동맥(Afferent arteriole)으로 먼저 들어가서 보우만주머니를 도는데요. 신장은 무수한 모세혈관 덩어리라고 할 수 있지요. 신사구체 곳곳을 지나서 수출세동맥(Efferent arteriole)으로 다시 나오게 됩니다.

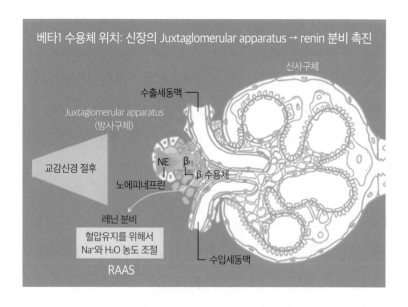

만약 신장의 압력이 낮아진다면 네프론 입구에 있는 Juxtaglomerular apparatus에서 감지하게 됩니다. 원위 세뇨관에 있는 Macular densa에서 Na+과 K+를 감지하여 레닌(Renin) 분비를 촉진하게 되는데, 레닌은 혈액 속에 있는 나트륨의 흡수를 촉진하여 혈압을 올립니다. 만약 스트레스를 많이 받게 된다면 NE의 분비가 증가하므로 신장의 혈관이 수축하게 되는데요. 신장의 네프론 쪽으로 들어가는 혈관인 수입세동맥이 더 넓고, 신장에서 나가는 수출세동맥이 더 좁게 생겼으므로 혈액량이 많아지게 되면 많은 혈액이 미처 다 빠져나가지 못하게 됩니다. 그러면 보우만주머니가 빵빵한 물풍선처럼 될 것입니다. 이런 상황이 된다면 신사구체의 가느다란 모세혈관들이 다 터져버리게 되고 신장 기능은 엄청난 타격을 받게 될 것입니다. 하지만 우리 몸은 스트레스에도 어느 정도 견디도록 설계되어 있으므로 너무 걱정하지 않아도 됩니다.

우리 몸에서 보우만주머니 안에 있는 모세혈관이 혈압이 가장 많이 걸리는 곳입니다. 옛날에 한약을 달여 삼베 보자기로 꼭 짜서 한약을 내리듯이 신장은 혈압이 많이 걸리는 곳이라고 할 수 있습니다. 신장이 스트레스로 인한 혈압을 견뎌내는 장기라고 생각하니 신장이라는 존재가 참 고맙기도 하고, 한편 안쓰럽기도 합니다. 이렇게 소중한 신장은 한 번 망가지면 다시 회복되기 어려워서 투석까지 가는 수도 있고, 아예 신장이식을 해야 하는 경우도 생기기도 합니다.

신장이 망가지는 요인은 여러 가지가 있겠지만 스트레스는 고혈압을 유발하고, 고혈압과 당뇨병과 같은 만성 질환은 신장을 망가뜨립니다. 그래서 가장 많이 쓰이는 혈압약도 신장의 레닌 분비를 조절하는 ARB 계통의 혈압약입니다. 혈압약과 심장약, 신장약을 처방받는 사람들도 많지만, 영양소로 조절하는 성분은 무엇이 있나 생각해봅시다.

우선, 스트레스를 낮춰주는 살리드로사이드가 포함된 홍경천 추출물이 있습니다. 서늘한 약성으로 흥분된 신경을 차분하게 가라앉혀줍니다. 오전에 1포씩 먹어주면 숙면에 도움을 줍니다. 미네랄 성분은 세포 내외의 삼투압을 조절해주고 과잉 흥분을 막아주므로 스트레스성 고혈압에는 꼭 미네랄 제제를 챙겨 먹을 필요가 있습니다. 미네랄은 스트레스로 인한 기립성저혈압에도 도움이 됩니다. 칼슘과 마그네슘의 밸런스가 깨지면 세포 밖에 더 많은 칼슘이 유입되어 신경이 과잉 흥분 상태가 되고 고혈압으로 이어질 것입니다. 갱년기 열로 흥분이 잘 되는 여성들도 미네랄 제제를 복용 후 더 차분해졌다는 사람들이 많습니다.

다음으로는, 심장이나 신장 혈관이 막혔을 경우 강력한 혈관 청소로 막힌 곳을 뚫어주는 전칠삼 사포닌이 좋습니다. 모세혈관 괄약근이 닫히는 현상인 Vascular Shunt를 막는 최고의 성분입니다.

그다음으로 나노 커큐민을 추천합니다. 고순도, 고함량의 나노 커큐민에 항산화제까지 같이 들어있는 제품은 혈관의 산화를 막아주고 신장 기능을 좋게 하는 효능도 있습니다. 나노 커큐민은 당 독소와 결합하여 배출시키므로, 신장의 수입세동맥, 신사구체, 수출세동맥이 당화되어 망가지는 것을 예방합니다. 항염증 작용도 있으므로 당뇨병성 신장염이나 신장 기능이 안 좋은 분들에게 최고의 선택이 될 것으로 생각됩니다.

이와 함께 신장 기능 개선에는 GLA40이 무척 도움이 될 것입니다.[1] GLA40은 혈관을 확장시켜 혈류 순환을 도와주고, 염증으로 가득한 세포막(PGE$_2$)을 개선하여서 탄력 있게 만들어 줍니다. (PGE$_1$ 증가함) 나노 커큐민과 GLA40을 함께 복용한다면 GFR이 떨어져서 투석을 고민하는 분들에게 구원투수 역할을 할 것이라고 생각합니다.

무엇보다 웬만한 일에는 너무 스트레스 받지 말고 그런가 보다 하고 넘기시기 바랍니다. 내가 화내고, 걱정하고, 스트레스 받는다고 안 될 일이 되는 것도 아니고, 상대방의 성격이 바뀌는 것도 아닙니다. 나만 속 끓이다가 화병 나고 나중에 큰 병 됩니다.

---

1   출처: Yonsei Med J. 2012 Nov 1; 53(6): 1165-1175

긴장하면 심장이 빨리 뛰는 이유

면접시험을 보기 전에 긴장하거나 나를 화나게 한 사람에게 한마디 해주려고 흥분상태가 되면 교감신경 말단에서 노에피네프린이 분비되어 맥박이 빨라지면서 혈압이 상승하고, 심장에도 부담을 줍니다. 저는 스트레스를 많이 받는 편은 아닌데, 어쩌다 마음에 담았던 쓴소리를 누군가에게 하려면 맥박이 엄청 빨라지더라고요. 반면 엄마가 사랑하는 아기를 안고서 토닥이거나 좋아하는 사람과 같이 잔잔한 호수를 바라보면 마음이 평온해지면서 심장이 천천히 뛸 것입니다. 부교감신경 말단에서 아세틸콜린이 분비되어 심장의 맥박수가 내려가기 때문이지요.

기관지에는 베타2 수용체가 있고, 심장에는 베타1 수용체가 있어서 똑같은 Gs 단백질이 활성화되어 세포 속 cAMP 농도가 높아지는데, 왜 심장은 수축하고, 기관지는 이완되는 걸까요? 신(神)의 완벽한 작품인 인체는 참 신비로운데요. 심근 세포와 기관지 평활근 세포의 작동 원리가 다릅니다. 심장 세포 내 cAMP가 높아지면 심근 세포는 수축하고, 기관지 평활근 세포 내에서 cAMP가 높아지면 기관지 평활근이 이완됩니다.

긴장해서 심장박동이 빨라지면 호흡도 가빠집니다. 이것은 더 많은 산소를 받아들이기 위한 자연스러운 현상인데, 위기 상황에서 심장이 빨리 뛰어 전신에 혈액을 공급해야 하고, 더 많은 산소를 받아들이려면 기관지를 확장해야 합니다. 참 합리적인 인체 반응기전입니다.

운동선수나 수험생이 적당히 긴장하면 기록이나 점수가 잘 나오고, 과다하게 긴장하면 기록이나 점수가 잘 안 나옵니다. 뭐든지 너무 잘하려고 긴장하면 오히려 일이 잘 안되고 실수하게 됩니다. 긴장을 풀고 적당히 하다 보면 실력을 제대로 발휘하게 되지요. 제가 유튜브 촬영을 할 때도 마찬가지입니다. 연습이 안 되어 긴장을 잔뜩 하면 표정도 안 좋고 자꾸 실수를 연발하게 됩니다. 반면 다른 사람과 편안하게 대화하면서 즐기듯 촬영하다 보면 생각지 않았던 좋은 멘트가 술술 나오기도 합니다.

나이를 먹어도 모세혈관이 막혀버리는데요. 60세가 넘어가면 모세혈관의 40% 이상이 막혀버린다고 합니다. 아무리 건강을 신경 써서 관리한다고 해도 나이를 이기기는 힘듭니다. 그래서 모세혈관 괄약근이 닫히는 현상인 Vascular Shunt가 생기는 첫 번째 이유는 돼지고기 삼겹살을 많이 먹어서라기보다 나이를 먹어서라고 합니다.

손발 끝이 너무 차갑고 시린 레이노 증후군으로 고생하는 사람들이 있습니다. 원래 몸이 차가운 체질인 경우도 있지만 지나치게 스트레스를 받거나, 늘 긴장 상태에 있는 사람에게 더 많이 나타나는 듯합니다. 긴장하면 마음도 얼어버리고 몸까지 얼게 만듭니다. 교감신경 흥분으로 혈관이 수축해서 그렇습니다. 레이노 증후군에는 마음을 편하게 해주는 홍경천 제제와 함께 강력한 모세혈관 청소제인 전칠삼 사포닌을 같이 먹어주면 좋습니다.

또 하나, 레이노 증후군의 원인으로는 환경 독소가 있는데요. 이런 경우에는 환경 독소를 잘 배출시켜주는 요오드를 잘 챙겨 먹는다면 갑상샘 기능도 점차 살아나면서 체온이 오를 것으로 생각됩니다.

칼슘, 마그네슘 같은 미네랄은 약간 차가운 성질로 과잉 흥분된 열을 밑으로 내리고 심장박동 안정화에도 좋습니다. 신경 전도에 필수적인 영양소인 미네랄 밸런스까지 잘 맞춘다면 교감신경의 과잉 흥분을 예방하고, 혈관의 과잉 수축까지 예방할 것입니다. 건강을 위해서 과도한 긴장은 자제하고, 적당히 욕심을 버리고, 편안한 마음이 건강에 가장 좋습니다.

스트레스를 날려버리는 홍경천

몸이 아파서 병원에 가서 검사해도 원인을 잘 모르면 신경성이라고 합니다. 신경성이란 뜻은 원인을 잘 모르겠다는 의미이기도 하고, 원인을 잘 모르니 약이 없다는 말이기도 합니다. 그래서 약간의 신경안정제나 진통제, 위장약 등의 처방전을 받아오기도 합니다. 신경을 많이 써서 스트레스를 받게 되면 만성 피로에 시달릴 가능성이 높지요. 육체적으로 일을 많이 할 때보다 정신적으로 스트레스가 무척 심하면 더 피로감을 느끼게 되는데, 부작용 많은 신경안정제나 수면제 외에 지나친 스트레스를 해결하는 방법은 없을까요?

만성 스트레스 상태에서 유발된 부신 피로 증후군도 실제는 부신 호르몬의 농도가 낮아서라기보다는 높아서 생기는 증상입니다. 부신 피로 증후군의 약 20%는 코티솔 농도 저하이고, 부신 피로 증후군의 약

80%는 코티솔 농도 상승에 의한 결과입니다. 코티솔 상승이 나중에는 고갈로 이어지므로 부신이 완전히 번아웃(burnout) 되어서 만성 피로를 호소하는 사람도 있습니다.

영양소를 먹어서 내 몸의 구성 성분을 만드는 것을 동화 작용이라 하고, 먹은 것을 분해시키는 것을 이화 작용이라고 합니다. 코티솔은 이화 호르몬이라고 볼 수 있습니다. 밤새 잠을 푹 못 자면 피부도 머리카락도 푸석푸석해지는데요. 코티솔이 너무 나와서 피부와 머리카락 성분을 분해해 버리기 때문입니다. 반대로 잠을 푹 자게 되면 피부도 촉촉해지고 머리카락에 윤기가 나겠지요? 그래서 미인은 잠꾸러기라고 합니다.

고농도의 코티솔은 피부나 머리카락뿐만 아니라 근육, 지방도 분해해 버립니다. 지방을 분해하니 다이어트가 될까요? 그건 아닙니다. 지방을 태워서 날씬하게 되는 것이 아니라 TG(중성지방)→Fatty acid(지방산)+Glycerol(글리세롤)로 분해한다는 의미입니다. 지방산과 글리세롤은 다시 지방으로 축적될 수 있습니다. 주로 복부 지방으로 말이지요. 그러므로 잠 못 자고 스트레스를 받으면 얼굴은 초췌해지고 팔다리는 가늘어지고 뱃살만 쪄서 거미형 체형이 됩니다.

스트레스를 받게 되면 신경전달물질인 세로토닌, 도파민, 멜라토닌 등도 분해하게 됩니다. 그러니 불면증, 우울증이 생깁니다. 신경전달물질의 농도가 낮아지거나 고갈되면 나중에는 만성 피로에 시달립니다. 코티솔이 증가하면 혈중 분해된 지방산에 의해서 인슐린 저항성이 생기게 되고, 인슐린 저항성에 의해 당뇨, 고혈압, 고지혈증도 연달아서 생기게 되지요. 그래서 스트레스를 해결하는 것이 만성병을 예방하는 최고의 방법인 듯합니다. 전문약이 아니라서 습관성이 없고 천연 성분으로 마음을 편안하게 해주는 홍경천 제제를 먹어주면 도움이 될 것입니다.

저는 흥분을 잘하고 약간 열성을 띠는데요. 혈관 청소를 잘 시켜주는 전칠삼 사포닌을 먹으면 순환은 잘 되지만 저에겐 약간 강하다고 느껴집니다. 그래서 홍경천 제제를 하루 1포 첨가해서 먹으니 딱 맞습니다. 음과 양의 성분을 같이 먹어주니 너무 조(燥)하지 않아서 좋습니다. 저처럼 양인이고 흥분 잘하고 또 과도한 스트레스를 받는 분이라면 굉장히 도움이 될 겁니다.

마음이 우울한 사람도 세로토닌의 분해를 막아주니 기분이 좋아지겠지요? 프로작 같은 SSRI 계열의 우울증약도 세로토닌 재흡수를 막는 기전을 가지고 있습니다. 저는 홍경천 제품을 먹으니 마음이 차분해지고 머릿속은 정리가 되어 복잡한 공부도 잘됩니다. 저는 블로그에 글을 올리고, 유튜브 콘텐츠를 만드느라 늘 두뇌를 쓰는 사람이라서 머릿속이 헝클어지면 살맛이 안 납니다. 하지만 아무리 바빠도 머릿속만 정리가 되면 여러 가지 일들을 다 처리할 능력이 생깁니다. 물론 제가 스트레스를 많이 받는 성격은 아니지만 어쩌다 스트레스를 받으면 급격히 피로감이 몰려와 일처리를 잘 못하게 되고 짜증이 나기도 합니다. 그렇다고 밖으로 표현해서 화를 내기도 어렵고 속에서만 부글거리게 되니 참 힘들지요.

아시아 고산지대, 백두산 등지에서 자생하는 귀한 식물인 홍경천의 그 서늘한 기운이 뇌를 안정시켜 주는지 하루 1포 먹으면 마음도 편안하고 어디서 나오는 힘인지 집중력에도 좋습니다. 제가 그동안 너무 뇌가 흥분된 상태에서 살아왔나 봐요. 늘 스트레스를 받아 힘든 분들에게 꼭 권해드리고 싶습니다. 홍경천 속의 유효성분인 살리드로사이드는 코티솔 농도를 낮추고, 신진대사를 촉진하기 때문에 대사 증후군이 있는 사람들의 만성 피로 개선에도 좋습니다.[1]

여성들도 스트레스를 많이 받으면 코티솔 농도가 높아지고 나중에는 여성호르몬 수치가 감소합니다. 과다한 코티솔이 여성호르몬을 고갈시키는 주범이라고 할 수 있습니다. 그러면 에스트로겐 우세증이 심화되면서 생리 전 증후군, 생리통, 갱년기 증후군 등의 증상을 더 심하게 겪게 됩니다. 스트레스가 혈액을 끈끈하게 말려버리고 자궁을 수축시켜서 생리통을 유발합니다. 갱년기 증후군이 심한 여성들에게 물어보면 영락없이 과거에 심한 스트레스를 받았다고 말합니다. 이런 분들에게는 판토텐산 500mg이 첨가된 부신 영양소, 미네랄과 더불어 홍경

---

1   출처: J Sport Health Sci. 2018 Oct; 7(4): 473-480

천 제제를 복용하면 좋고, PGE$_2$를 감소시키는 GLA40까지 더한다면 금상첨화입니다.[2]

요즘에 덥다고 해서 아이스커피, 청량음료를 들고 다니면서 마시는 젊은이들이 많은데요. 작은 불편함도 참지 못하고 열받기 쉽지요. 그럴 때는 맵고 자극적인 음식을 즐깁니다. 또 자극적인 게임을 하거나 스릴러를 봅니다. 대신 마음속 여유나 배려심은 점점 줄어들고 있지요. 이렇게 흥분된 현대인들이 홍경천 제제를 챙겨 먹는다면 훨씬 마음이 편안해지고 집중력이 좋아져서 일도 잘하게 되고 가족이나 직장 동료나 이웃에게 더 친절한 사람이 될 것 같습니다.

---

2   출처: Biochem J. 2002 Jul 15;365(Pt 2): 489-496

스트레스성 저체온증으로
여름에도 긴팔 입던 약사

팜스임상영양약학회 톡방(약사님들 학술 카톡방)에 너무 신기한 치험례가 올라왔습니다. 대구에서 근무하시는 곽은희 약사님의 글입니다.

홍경천 제제 복용 후기 올립니다. 몇 년 전에 폭풍같이 안 좋은 일 몇 가지가 연이어 일어나서 스트레스를 1년 정도 많이 받았습니다. 그 이후로 저는 한여름에도 엄청난 추위를 타는 체질이 되었습니다. 약간의 불안증도 생기고, 조금만 스트레스를 받아도 잠을 못 자고 약의 도움을 받아야 했습니다. 잠보다 더 괴로운 건, 한여름에도 선풍기 바람이 추워서 못 쐬고 저녁엔 보일러를 돌려 방 온도가 33도 찜질 방처럼 되어야 잔다는 것이었습니다.

요오드, 헴철, 전칠삼 등을 다 먹어도 이건 해결할 수 없었습니다. 그런데 고순도 홍경천 제제를 하루 2포씩 먹은 지 이제 일주일이 다 되어 가는데 추위 타는 게 무척 개선되었습니다. 어제저녁에는 창문을 열고 긴 옷이 아닌 팔다리 나오는 짧은 옷을 입고 거실에서 저녁 먹는데도 춥다는 소리를 안 하니 남편이 신기하다고 하더라고요. 자기 전에 방을 찜질방처럼 만들지 않아도 춥지 않아서 너무 좋습니다.

또 홍경천 제제를 먹기 전보다 숙면하는 것 같습니다. 추위가 서서히 해결되는 것 같아서 너무 좋고 늘 머리에 뭐가 들어있는 것 같이 복잡하던 느낌도 개운해졌습니다. 잠도 시간이 지나면 더 푹 잘 것 같습니다. 저를 완전히 살리는 약입니다. 좋은 제품을 만들어주시니 감사합니다. 그리고 스트레스에 강해진 느낌입니다. 스트레스 상황이 생겨도 짜증이 나거나 하지 않고 부드럽게 넘어가고 해결하는 힘이 생겼습니다.

스트레스를 많이 받으면 추위를 탈 수도 있군요. 이런 분은 처음 보았습니다.

다음은 학회장이신 김홍진 박사님의 답변입니다.

신경전달물질이 많이 회복되신 것 같아요. 지금 느끼시는 증상은 몸의 문제가 아니라 마음(신경전달물질)의 문제인 듯합니다. 신경전달물질을 정상화하는 천연물 제제는 홍경천의 살리드로사이드 이상 가는 물질이 없는 것으로 생각되어요. 당장 효과가 나타나지 않는다고 실망하지 마시고, 꾸준히 홍경천 제제 100이나 101을 드시기를 권장합니다.

다음 글은 김홍진 박사님의 살리드로사이드 체험기입니다.

저는 홍경천 제제가 나오기 전후의 생활이 완전히 달라질 정도로 꿀잠을 자고 있습니다. 이런 현상이 저에게만 나타나는지 궁금해요. 낮에 피곤이 개선되는 건 확연히 느끼지는 못하고 있고요. 저도 이 제품을 먹은 후로 오후 11시 정도에 잠이 쏟아집니다. 저녁 먹고 자전거를 타고 가까운 커피숍에서 시간을 보내다가(이분은 커피숍에서 공부하십니다) 커피숍이 문을 닫는 시간인 11시에 집에 가는데, 너무 졸려서 자전거를 타고 가지 못할 정도로 잠이 와요. 정말 신기해요. 자고 난 후 정말 개운하고 상쾌해요. 수면에 도움이 되는 건 금방 나타날 수도 있고, 2주 정도 시간이 걸릴 수도 있답니다. 개인 차이가 있을 겁니다.

수면유도제를 장복하면 치매에 걸리기 쉽다

편안하고 깊은 잠을 자고 일어나면 기분도 개운하고 하루를 힘차게 살아갈 힘이 솟아오릅니다. 하지만 수면이 부족하거나 잠이 잘 오지 않아서 고민하는 분들이 많은 게 사실입니다.

수면제는 처방전이 있어야 살 수 있지만, 처방전 없이 살 수 있는 수면유도제도 흔하게 판매되고 있습니다. 약국에서 일반약으로 사용하고 있는 항히스타민 수면유도제가 있습니다. 수면유도제는 자기가 원하는 대로 사 먹으면 되니까 이런 약을 꾸준히 먹는 사람들이 많은 편입니다. 어떤 사람들은 한꺼번에 5통이나 10통을 사 가는 사람도 있습니다. 아예 포장지를 뜯어서 챙겨가는데, 가족들이 보면 뭐라고 하니 그런 것입니다. 그런데 이런 수면유도제는 막 먹어도 되는 안전한 약이 절대로 아닙니다. 그 이유를 알아보겠습니다.

인생의 3분의 1이 수면시간이라고 할 수 있는데요. 신체적 피로감을 회복해주는 비렘수면과 정신적 피로감을 회복해주는 렘수면이 있습니다. 꿈은 정신적인 피로감을 회복해주는 렘수면 시간에 꾸게 되는데요. 이때는 근육이 모두 이완하여 눈동자만 좌우로 움직이고 신체는 못 움직인다고 합니다. 비렘수면과 렘수면을 잘하려면 신경이 흥분 상태가 아닌 이완 상태가 되어야 할 것입니다. 수면하는 동안에 정신적인 면에서도 치유가 일어나고 신체의 염증도 복구시켜 줍니다.

잠을 잘 자는 게 정말 중요한데요. 잠을 잘 자려면 뇌에서 흥분성 신경전달물질인 Glutamate는 줄어들어야 하고, 억제성 신경전달물질인 GABA는 많아져야 합니다. 신경안정제나 수면제는 주로 가바 수용체를 자극해주는 약들이 많습니다. 트리아졸람, 졸피뎀 등이 가장 대표적인 약물인데요. 작용이 강해서 복용 후 5분 이내에 잠이 들기도 합니다. 하지만 습관성과 금단 증상이 있으므로 전문의사의 처방전이 필요합니다. 그런데 수면제는 1, 2단계의 수면만을 유도하고 3, 4단계의 깊은 잠에 도달하게 하지는 못합니다. 3, 4단계의 깊은 잠에 접어들어야 뇌 속에 있는 찌꺼기 단백질인 아밀로이드 단백질과 타우 단백질을 제거할 수 있습니다. 잠을 푹 못 자게 되면 코티솔 수치가 높아져서 골다공증의 원인이 되기도 하고, 온몸에 염증과 통증이 생깁니다. 만성 염증을 고치려면 숙면이 가장 우선되어야 할 것입니다.

수면유도제는 뇌에 있는 히스타민 수용체를 차단해서 잠이 오게 하는 약입니다. 히스타민(Histamine) 수용체는 H1, H2, H3, H4가 있는데요. H1 수용체를 억제하면 비염에 도움이 되어 H1 차단제인 항히스타민제를 먹으면 콧물이 안 나고 가려움증도 가라앉지요. H2 수용체를 억제하면 속 쓰림에 도움이 됩니다. 항히스타민제에는 뇌의 관문인 BBB를 통과하는 1세대 약물과 BBB를 통과 못 하는 2세대 약물이 있습니다. H1 수용체는 평활근, 혈관 내피세포, 심장, 중추신경에 있는데요. 중추신경에 있는 H1 수용체가 히스타민에 의해서 자극되면 잠이 깬다고 합니다. 이런 원리로 뇌의 H1 수용체를 억제하고 BBB를 통과하는 항히스타민제는 잠이 깨는 것을 방지하고 졸리는 상태로 들어가기 시작하는 것입니다.

전문약인 수면제는 작용원리가 좀 다릅니다. GABA agonist로 작용하여 GABA 수용체를 활성화하는 약물들이 대부분입니다. 수면제를 오랫동안 복용하면 치매에 걸릴 확률이 높아지는 이유가 1, 2단계의 수면에만 접어들게 하기 때문입니다. 수면제인 졸피뎀(스틸녹스), 신경안정제인 트리아졸람(할시온), 알프라졸람(자낙스) 모두 1, 2단계의 수면만을 유도합니다.

수면유도제는 부작용 때문에 투여하면 안 되는 사람들이 있습니다. 녹내장, 천식, COPD, 수면 무호흡증, 전립선 비대증, 요로폐색이 있는 분들입니다. 왜냐하면 수면유도제는 수분을 말리는 작용을 하고 소변을 잘 안 나오게 합니다. 수면유도제는 졸림, 맥박 증가, 변비, 구강 건조증, 배뇨장애 등의 부작용이 생길 수 있습니다. 그러므로 천식이나 전립선염, 요로폐색 환자는 복용하면 안 되는 약물입니다. 그런데 이런 약만 먹지 않고 감기약이나 피부약도 많이 먹는 편인데요. 이런 약도 역시 항콜린 작용이 있어서 목이 마르고 변비를 일으킵니다. 게다가 고령층은 약물 대사 속도가 젊은 사람보다 느리니 다음날에도 마치 술에 취한 듯 정신이 맑지 않으므로 낙상 사고를 당할 위험이 커져서 조심해야 합니다.

수년 전에 제가 수면유도제를 한 알 먹었는데 다음 날 오후까지도 머리가 멍해져서 그다음에는 절대로 안 먹습니다. 고령층은 수면유도제가 치매를 유발할 수 있다고 합니다. 디펜히드라민을 하루 50mg씩 3년 이상 복용한 경우 치매 위험이 54%나 높다고 하는군요. 그리고 항히스타민제 성분이 신경전달물질인 아세틸콜린 작용을 억제해서 인지기능이 떨어진다고 합니다. 수면제나 신경안정제를 계속 먹으면 건망증이나 치매가 당연히 생길 수 있다고 생각하지만 수면유도제는 좀 안전한 약물로 생각하는 경우가 많지요. 수면유도제를 만만한 약으로 보면 안 됩니다.

요즘 잠이 잘 안 와서 고생하는 분들에게 홍경천 고순도 추출물을 드렸더니 고맙다는 인사를 많이 받습니다. 오전에 1포 먹어주면 마음이 차분해지면서 머리가 맑아지고, 밤에는 잠이 깊이 옵니다. 왜 잠자기 전에 안 먹고 오전에 먹냐고 질문을 많이 합니다. 홍경천 제제를 먹으면 낮에는 행복 호르몬인 세로토닌이 잘 나와서 기분이 좋아지고, 깜깜한 밤이 되면 세로토닌이 수면 호르몬인 멜라토닌으로 바뀌기 때문입니다. 밤에 먹고도 바로 잠이 오는 사람도 있지만, 오히려 정신이 말똥말똥해진다는 사람도 있으므로 오전이나 적어도 오후 2시 전에 먹는 게 좋습니다.

나노 커큐민 성분도 수면에 도움이 됩니다. 커큐민은 중추신경에 있는 H1 수용체를 차단해서 수면에 도움이 되고, 비렘수면 시간(3, 4단계 수면의 깊은 잠)을 증가시킵니다. 저는 나노 커큐민 복용만으로도 잠이 잘 오는 편입니다.

여름밤에 잠이 잘 안 오는 이유

불면증으로 고생하는 사람들이 많습니다. 여름에는 더욱 잠들기가 어렵다고 합니다. 여름철에 잠을 못 이루는 이유 중 하나는 체온 상승입니다. 입면에 들어갈 수 있는 체온은 36.9도, 숙면에 들어갈 수 있는 체온은 36.5도인데요. 그 이상 외부의 높은 온도는 체온이 떨어지는 것을 방해해서 입면도 어렵고 숙면도 어렵게 합니다.

야간에 심한 운동을 하면 체온이 상승하므로 오히려 입면이 힘들 수 있습니다. 또 너무 찬물에 샤워해도 잠들기에 좋지 않습니다. 미지근한 물로 반신욕을 하면 숙면에 도움을 줍니다. 여름에는 낮의 길이가 더욱 길어지므로 멜라토닌 생성 시간이 적어진다고 할 수 있습니다. 깜깜해져야 멜라토닌이 잘 만들어지는 것입니다.

여름철에 수면이 부족해질 수 있는 이유 중 하나는 땀으로 철분이 소실되기 때문입니다. 땀은 몸 안의 체온을 식혀주기 위한 역할을 하는 건데요. 적은 양이긴 하지만 땀 1리터당 22.5마이크로그램의 철분도 소실된다고 합니다.

옛말에 '땀을 많이 흘리면 기운이 빠진다.' '땀은 고혈(苦血)이다.'라는 말이 있지요. 너무 허약한 사람이 잘 때 흘리는 땀을 도한(盜汗)이라고 합니다. 몸의 진액을 빼앗는 도둑놈 같은 땀이라는 뜻이지요. 너무 긴장하거나 놀랄 때 나오는 식은땀도 있습니다. 땀을 흘려도 철분이 약간 소실됩니다. 미네랄이 땀과 함께 배출되므로 여름날에 땀을 많이 흘리는 분들은 식염을 보충해서 먹기도 하는데요. 땀으로 몸 안의 노폐물과 다 대사된 물도 배출되지만, 철분도 일부 배출됩니다.

우리 몸에서 철분이 소실되는 경우는 출혈(생리혈, 위장관 출혈), 머리카락이나 피부 세포의 탈락, 땀이라고 합니다. 그러므로 잠이 잘 안오는 사람들은 홍경천 제제와 혈액을 보충해주는 헴철 제제를 같이 먹으면 좋습니다.

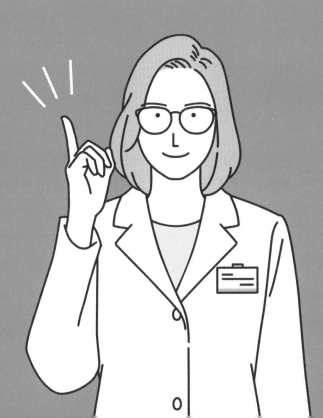

9장

면역 과잉반응을
잠재워야
염증도 잠잔다

- 아라비녹실란의 활용

면역증강의 최고봉
아라비녹실란

코로나 팬데믹 3년을 겪으면서 최고로 대두된 단어가 '면역력'입니다. 코로나 백신을 맞고서 부작용이 심하기도 하고, 코로나에 걸려서 목숨을 잃기도 하는가 하면, 감기처럼 가볍게 지나가기도 합니다. 모두 면역력의 차이입니다. 면역력을 증진하는 천연물에는 에키네시아, 베타글루칸, 아라비녹실란 등이 있습니다.

아라비녹실란은 그물망 모양의 체인에 아라비노즈와 자일로즈라는 오탄당이 붙어있는 구조로, 면역력을 파악하고 보고하는 수지상세포를 자극하기에 최적의 구조입니다. 아라비녹실란은 세균이나 바이러스 등 외부의 침입자가 나타나면 Tc와 Th1을 활성화하고, 세포 살상 세포인 NK-Cell을 활성화합니다. 면역력이 강해야 코로나바이러스나 독감 바이러스에 대항하여 싸워주는 힘이 강해지듯 면역력이 약한 사람들이 아라비녹실란 제제를 챙겨 먹으면 매우 도움이 됩니다.

환경 독소가 많거나 합성 첨가물을 과잉 섭취하면 Th2가 올라가서 아토피, 알러지, 비염 등이 발생하게 되는데요. 아라비녹실란은 Th1과 Th2의 균형을 잡아주고, Th17과 Treg의 균형을 잡아줍니다. 코로나 백신 부작용으로 고생하는 사람들이 많던 초창기에 백신 맞기 전후에 아라비녹실란 제제를 며칠간 복용한 분들의 이상 반응이 훨씬 적게 나타나더라고요. 입소문을 타고 판매가 많이 되었습니다. 또 코로나에 걸린 이후 한두 달 정도 기운이 없고 여러 가지 이상 반응으로 고생하는 분들이 많았는데요. 이 제품을 복용하신 분들은 수월하게 회복되었습니다.

산업이 발달할수록 아토피, 알러지, 비염, 자가면역질환들이 늘어나고 있습니다. 식생활 패턴의 변화와 생활하는 곳곳에 만연한 환경 독소, 또한 과도한 스트레스가 이러한 면역질환을 유발합니다. 과거에는 약간 청결하지 않은 환경에서 생활하느라 면역세포 중 Th1이 항진된 상태였습니다. 단국대 부총장을 역임하고 새마을운동을 우리나라에 도입한 류태영 박사님의 전기를 읽어 본 적이 있는데요. 우리나라가 개발도상국인 시절 산골에서 살다가 공부하러 서울로 가니 먹을 것이 없어서 너무 배가 고프더랍니다. 급기야 남의 집 쓰레기통을 뒤져서 버린 음식물을 먹은 적도 있다고 합니다. 그런데 너무 배가 고프니 그런 음식을 먹어도 배탈이 안 나더랍니다. 그만큼 Th1의 면역력이 강했다는 것이

겠죠. 요즘 아이들이 이런 음식을 먹었다가는 토하고 설사하고 큰일이 날 것입니다.

현대인들은 과거보다 청결한 대신에 환경 독소가 많은 시대에 살아가므로 Th2가 더 높아져 있습니다. 면역력의 불균형을 조절하는 과정에서 과도하게 면역세포가 항진되다 보니 면역조절에 오류가 생기면서 오히려 자기 몸을 공격하게 되므로 수많은 자가면역질환이 생겼습니다. 류머티스 관절염이나 하시모토 갑상샘염은 대표적인 자가면역질환이라고 할 수 있습니다.

여러 가지 면역증강제가 있지만, 단순히 체력을 올려준다고 해서 면역력이 올라가는 것은 아닙니다. 외부에서 침입한 이물질을 잘 파악해서 면역세포의 분화를 조절하는 수지상세포를 얼마나 잘 조율하느냐가 면역증강제의 효능을 좌우합니다. 아라비녹실란은 흑미강을 표고 균사체에 발효시켜서 생물전환공정을 거친 제5세대 면역 다당체로서 고함량을 복용해도 부작용이 거의 없고 일반 베타글루칸에 비해 5~8배 이상의 면역 활성을 나타냅니다. 바이오 베타칸은 면역증강과 간 기능 개선 2가지 분야에서 특허를 받았습니다.

Th1과 Th2의 균형을 잡고, Th17과 Treg의 균형을 잡아야 면역 과잉반응이 수그러들게 됩니다. 아라비녹실란 제품에는 분말형으로 만든 바이오 베타칸과 아연과 셀레늄을 더 첨가하여 캡슐형으로 만든 이문

칸이 있습니다. 베타칸 1포와 이뮨칸 2캡슐 속에는 흑미강 발효분말이 고함량 함유되어 있습니다. 아침 공복에 온수와 같이 복용하면 장 깊숙이 침투하여 면역 활성화에 도움을 줄 것입니다. 아토피, 알러지, 비염, 류머티스 관절염, 하시모토 갑상샘염, 더 나아가 항암 치료를 하는 사람들의 삶의 질을 높여주고, 생존율을 늘려주는 아라비녹실란 제제는 여러분에게 큰 도움이 될 것입니다.[1]

Arabinoxylan(아라비녹실란) 구조

아라비노즈   자일로즈

메인 사슬: 1, 4-linked xylose
사이드 체인: 2, 3 or 2, 3-linked arabinose

1   출처: ACS Omega. 2020 Oct 20; 5(41): 26374-26381

환절기마다 찾아오는 불청객 비염 이렇게 다스려라

봄철이 다가오면 약국에 콧물, 재채기 등 비염으로 고생하는 사람들이 알러지약을 무척 많이 사 갑니다. 지르텍이나 코막힘에 뿌려주는 오트리빈 같은 비강 분무제 등 여러 가지 약이 나옵니다. 꽃가루나 황사가 날리면 눈물, 콧물이 줄줄 흘러내리고, 눈까지 가려운 사람도 많지요. 알러지 비염은 여간 괴롭고 귀찮은 병이 아닙니다. 유럽으로 유학 간 사람 중에서 그쪽에서 자생하는 식물의 꽃가루 알러지 때문에 결국 유학을 포기했다는 말을 들은 적이 있습니다. 그만큼 알러지는 겪지 않은 사람은 모르는 고통이라고 할 수 있습니다. 학창 시절 저도 콧물이 줄줄 흘러내렸던 까닭이 면역력이 매우 저하되어서 그런 것 같습니다.

이렇게 알러지 비염으로 고생하는 분들에게 아라비녹실란 제제를 권해드립니다. 처음에는 하루 2포 복용하게 하고, 2~3개월 후에 1포로 줄여서 복용한 사람 중에서 좋아진 사례가 많습니다.

면역력이 약하여 늘 감기약을 달고 사는 70대 여성은 이 제품을 꾸준히 복용한 덕분에 심한 감기나 코로나도 잘 견뎌내셨습니다. 본래 약한 체질이기 때문에 사랑 지극한 남편분은 아내가 건강해지니 그제야 안심했습니다. 이분들은 감기에 걸리면 하루 2포 드시고 평소에는 1포를 복용하고 있습니다.

30대 청년은 호중구, 호산구 등 수치가 내려갔는데 이 제품을 복용 후 개선되었다고 합니다. 아무래도 젊은 사람들은 뭘 먹어도 반응이 빠른 편이지요.

남편이 흡연 중인 아주머니는 남편이 잘 때 걸걸거리는 소리를 내고 심한 기침을 해서 부부가 같이 잠을 못 잤다고 합니다. 제가 권한 면역증강제 덕분에 천식이 좋아지셔서 이제는 밤에 잠을 편하게 주무신다는군요. 이분에게는 시함탕과 맥문동탕도 초기에 같이 드렸습니다.

그 밖에도 30대 남성의 후비루가 좋아진 예도 있습니다. 아라비녹실란 제제를 복용한 이후 코의 문제가 해결되니 머리도 맑아지고 일의 능률이 더 오른다고 합니다. 한동안 뜸하더니 얼마 전 다시 와서 구매하면서 "코가 위장 쪽으로 자꾸 넘어가니 어쩐지 소화도 잘 안되는 듯하다."라고 했는데, 후비루가 위장에까지 영향을 미치는 줄 몰랐습니다.

또 암환자에게 투여했을 때 삶의 질이 높아지는 분들이 많습니다.

창원시 영광양국 이복희 약사님의 아버님께서 폐암에 걸리셨는데, 아라비녹실란 제제와 유산균 생성물질을 같이 푸른 주스에 타서 드렸다고 합니다. 분말 제품은 기침을 유발하니 이렇게 드렸다고 하는데요. 고령의 아버님은 의사분이 말한 생존 기간을 훌쩍 넘기시면서 편안하게 생을 마감했다고 합니다. 그래서 약사님들의 가족이나 지인들도 이 제품을 복용하는 분들이 꽤 많습니다. 우리 가족과 저의 건강을 지켜주는 든든한 버팀목이기도 합니다.

+ 약국 사례

– 제주 햇님 온누리약국 송진주 약사

베타칸과 투윅스가 비염에 효과가 좋아서 후기를 남깁니다.
제가 만성 비염 환자여서 컨디션 난조이면 100% 눈이 간지럽고, 코가 간질간질하고, 콧물을 줄줄 달고 살아왔어요. 환절기에 컨디션 난조이면 체념하고 알러지약, 코감기약만 챙겨 먹은 지 어언 10년이네요.
다른 분 치험례를 보고 투윅스 체인지와 베타칸 101로 복용해보았습니다. 2주 먹고부터 좋아진다고 하니, 초반에는 큰 기대를 하지 말고 먹어야지 했는데요. 복용 하루이틀 만에 언젠가부터 막혀있던 비강이 개운해졌습니다. '그동안 얼마나 답답하게 살았던 거야? 콧속이 원래 이렇게 개운한가?' 하는 생각이 들었어요.
지금 일주일째 복용 중인데요. 컨디션 난조일 때 눈이 간지러운 증상은 아직 살짝 있지만, 눈물, 콧물 펑펑 쏟아내던 증상이 싹 사라졌어요. 이전과 다르게 코점막이 무척 건강해진 느낌이 들어요. 코팅이 잘된 느낌이라고 해야 할까요. 제 경험을 토대로 자신감 있게 만성 비염 환자분들에게 투윅스와 베타칸을 권해드리려고요!

10장

장내 독소를 캐내야 염증도 캐낸다

- 포스트바이오틱스 액상 제제의 활용

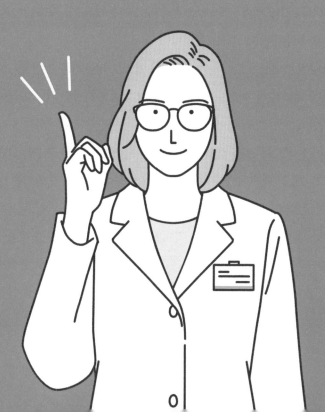

먹기만 하면 화장실로 직행하는 사람은
이것을 먹어보라

앞에서 언급했듯이 20대 때 저의 장은 말 그대로 장누수증후군 자체였습니다. 집에 비가 새는 것을 누수라고 하는데요. 장 누수란 장의 내벽이 촘촘하지 않고 샌다는 뜻입니다.

장내에 부패균이 많아지면 암모니아 가스도 많아지는데, 암모니아 가스가 장 내벽에 장 누수를 일으킵니다. 내 집에 딴사람이 함부로 들어가서는 안 되듯이 우리 몸에도 이러한 질서가 엄밀하게 존재하는데요. 음식물이 들어오는 소장, 대장 안쪽과 혈관 사이에 엄밀한 구분이 있습니다. 그런데 장 내벽에 누수가 생기게 되면, 음식 속에 함께 들어온 방부제, 세균, 박테리아, 바이러스, 심지어 기생충까지 혈관 안쪽으로 유입됩니다. 게다가 밀가루 음식을 먹으면 글루텐이 끈적하게 장 내벽에 들러붙게 되는데, 이 글루텐은 내 몸 입장에서는 이물질이므로 면역세포들이 글루텐 주위로 몰려오게 되고 급기야 항원 항체 반응으로 알러지가 생깁니다.

알러지를 고치려면 처방약 항히스타민제나 스테로이드제를 복용해서 우선 급한 불은 끄겠지만 근본적인 대책이 아닙니다. 이런 약들은 먹을 때뿐이고 부작용도 많은 게 사실입니다. 장 누수를 해결하지 않은 채 첨가물이 잔뜩 들어있는 패스트푸드나 밀가루 음식을 먹는다면 또다시 알러지, 아토피가 반복될 것입니다. 아토피가 있는 아이가 보채서 할 수 없이 과자나 햄버거를 사주면 영락없이 아토피가 도진다는 말을 많이 들어봤습니다.

TV 방송이나 인터넷 매체에 떠도는 무수한 유산균들이 있지만, 대개는 우유를 발효시켜서 만드는 제품들입니다. 우유를 약 10시간 정도 발효시킨 단일 균주를 혼합하여 몇 가지 균주가 함유된 유산균 제품을 만든다고 합니다. 유산균 중에 제품 포장을 잘 살펴보면 브랜드가 있는 유산 균주가 있습니다. 특성화된 유산균인데, 아무래도 유럽 쪽에 이런 유명 브랜드 유산 균주가 많지요. 제가 존경하는 오재훈 약사님의 표현을 빌리자면 진돗개 한 마리를 똥개 100마리와 바꾸지 않듯이 브랜드 유산 균주의 가치가 높다고 하는데요. 그보다 더 좋은 제품이 콩을 발효시킨 식물성 포스트바이오틱스라는 생각이 듭니다.

장을 근본적으로
좋아지게 하는 이것!

재래식 간장이나 된장은 오래될수록 깊은 맛이 납니다. 염도가 높은 열악한 환경에서도 살아남는 유산균이 위와 장에 그만큼 좋은 역할을 합니다. 최근에는 김치 유산균을 배양하여 아토피나 알러지 개선에 좋다는 연구도 많습니다. 콩을 발효시키는데 단일 균주가 아니고 여러 균을 공서배양하게 되면(효모균도 같이 배양) 배양 과정에서 여러 균주가 치고받으면서 활성이 강해진다고 합니다. 온실 속의 화초보다 야생화의 생명력이 더 강하듯 말이지요. 대개 이런 공서배양법은 실패할 확률이 높다고 하는데, 잘못하면 전체가 오염되면서 부패된다고 합니다. 여러 차례 실패 끝에 우리나라에서도 식물성 유산균 생성물이 성공적으로 탄생하게 되었는데요. 그간 일본에서 비싼 가격으로 수입하여 먹는 실정이었지요.

우유를 발효시킨 유산균은 장 속에 있는 부패균은 억제하지만, 장 점막에 토착화된 악성 유해균까지 퇴치하지는 못합니다. 이러한 악성 유해균을 퇴치해야 만성 장누수증후군, 과민성대장증후군, SIBO증, 크론씨병 등을 해결할 수 있을 것입니다.

콩을 발효시킨 유산균 생성물 속에는 천연 항균제 역할을 하는 박테리오신이 다량 함유되어 있습니다. 박테리오신은 장 점막에서 유익균의 자리를 차지하고 있는 토착화된 악성 유해균을 몰아내고 복용한 지 2주부터 점차로 나만의 고유 유익균을 길러줍니다. 근본적으로 장 기능을 개선해주는 것이지요. 장 기능이 아주 안 좋아서 가스가 많이 차는 사람들은 처음에는 더 가스가 찬다는 분들도 있습니다. 악성 유해균과 치고받고 싸우는 과정에서 나타나는 현상인데, 차츰 시간이 지나면 해결됩니다.

사람을 파악하려면 그 사람이 하는 말을 들어보면 알 수 있고, 사람의 건강을 좌우하는 것은 그 사람 속에 있는 주요 유산 균주가 아닌가 하는 생각이 듭니다. 장 건강이 바로 그 사람의 건강을 대변하는 것이지요. 장 기능은 위장, 면역력, 피부, 정신적인 영역까지 영향을 미칩니다.

요즘에는 액상화에 성공하여 박테리오신이 무려 40% 함유된 리퀴드 제품이 출시되었습니다. 장이 매우 안 좋은 분들은 처음에는 이 액상 제품을 하루 한두 번 1~3개월 정도 복용 후에 분말 제품으로 건너 타신다면 더 빨리 악성 유해균을 사멸시킬 수 있습니다. 식물을 발효시켜 유산균 생성물질을 만들어내는 개념은 서양에는 없는 것입니다. 일본에서는 이런 제품들이 생산되고 있는데, 유산균 생성물질 액상 제제는 일본 제품보다 박테리오신 함량이 더 높고 상대적으로 가격이 더 저렴합니다.

분말 형태인 유산균 생성물질에는 박테리오신이 약 10%가량 함유되어 있지만, 균체 성분이 많이 함유되어 면역력을 증강하는 목적으로는 이 제품을 꾸준히 복용하면 더 좋습니다. 면역력은 장 기능이 70~80% 영향을 미친다고 합니다. 아토피, 알러지나 기타 면역력 증강을 원하는 사람이나 항암 목적으로 복용하는 사람에게 유산균 생성물질 제품은 매우 도움이 되고, 면역증강제인 아라비녹실란 제제와 함께 복용하면 더 좋습니다.

게실염이 좋아진 청년

저의 블로그 〈송약사의 건강상식〉을 보고 약국에 방문한 청년이 있습니다. 병명은 게실염인데, 용종이 장 내벽 위쪽으로 볼록하게 튀어나온 것이라면, 게실염은 반대로 장 안쪽 방향으로 함몰된 것을 말합니다. 게실에 이물질이 끼게 되면 염증으로 발전됩니다. 여러 가지 요법을 해봤으나 관리가 잘 안되던 이 청년은 제가 권한 유산균 생성물질 액상 제제를 수개월 복용 후 많이 좋아졌습니다. 얼굴 쪽으로 아토피 증상도 있었는데 피부까지도 덩달아 좋아지고 있습니다.

장 건강은 좋은 제품과 더불어 식이조절이 아주 중요합니다. 찬 음식, 기름진 음식, 밀가루 음식 등을 가려 먹어야 하고, 장이 안 좋은 사람들은 날음식도 가리는 게 좋습니다. 또 곰팡이가 낀 음식도 조심해야 하는데, 고추를 잘 말려도 곰팡이가 생기기 쉽습니다. 장이 정상적인 사람들은 상관없으나 예민한 사람들은 고춧가루를 넣고 버무린 겉절이나 젓갈류, 혹은 사과 꼭지 부분에 낀 곰팡이 때문에 탈이 날 수도 있습니다. 타고나기를 아랫배가 차가운 사람들도 늘 따뜻한 음식을 먹는 게 좋습니다. 아무리 좋은 유산균을 먹더라도 식이조절이 가장 문제가 되기도 합니다.

겨울철에 골치 아픈
노로바이러스 퇴치법

겨울철이 되면 노로바이러스가 활발해집니다. 야채나 과일 특히 딸기를 먹고 구토, 설사, 복통을 호소하는 분들이 많습니다. 생미나리, 생굴, 회 등을 섭취한 분들도 마찬가지입니다. 열이 나고 몸살까지 오는 사람도 있습니다. 이런 분들은 단순히 지사제를 먹는다고 잘 낫지 않습니다. 우선 노로바이러스를 해결해야 하는데요. 설사나 구토는 이물질을 배출시키는 몸의 방어 작용입니다.

물론 의원에서 항균제 처방을 받아서 복용하는 방법도 있지만, 그보다는 유산균 생성물질 액상 제제 몇 포와 트리메부틴, 지사제나 오령산 과립이 더 좋습니다. 이것을 몇 포만 먹어도 좋아지는 분들이 많은데요. 단, 음식을 가려 먹어야 합니다. 날음식은 피하고 기름기 없는 따뜻한 음식을 먹어야 합니다. 약간 비싼 듯하여도 맛이 좋고 반응이 매우 빠른 유산균 생성물질 액상 제제는 저의 손이 자꾸 가는 제품입니다.

남편이 음주하는 바람에 장 기능이 늘 안 좋아서 변기가 자주 더러워진다고 울상인 주부가 있었습니다. 술 좋아하는 어떤 분은 "내 인생에서 화장실에 있는 시간이 대체 몇 %쯤 될까?" 하면서 먹고 배설하는 데왜 귀중한 시간을 다 보내는지 모르겠다고 하데요. 제가 유산균 생성물질 리퀴드 제품을 드렸더니 황금빛 예쁜 모양의 변을 본다고 만족하셨습니다.

늘 무른 변을 보는 분들, 배가 아파서 화장실에 가도 시원스레 안나오고 화장실에 머무르는 시간이 오래 걸리는 분들에게 유산균 생성물질 액상 제제는 무척 도움이 됩니다. 장 기능이 좋아지면 저절로 면역력도 올라갑니다.

한 가지 더 말씀드리자면, 무른 변을 보는 분들에게 좋은 제품으로 차전자피 화이버로 만든 분말형 제품이 있습니다. 저는 유기농 차전자피로 만든 제품을 사용하는데, 변비를 자극 없이 해결해주고, 늘 무른변을 보는 분들에게 유산균 생성물질과 더불어 드렸을 때 변의 모양이예쁘게 잡히면서 적당한 변을 보게 도와줍니다.

선전하는 비사코딜 함유 변비약들은 순간적인 효과는 빠르지만 계속 복용하면 장을 자극해서 오히려 장 기능을 떨어뜨립니다. 찬물로 그대로 털어 넣어서 복용하는 차전자피 화이버 제품은 변비나 무른 변으로 고생하는 분들에게 도움이 되실 겁니다.

마음이 편해지려면 장부터 고쳐라

장 기능이 좋아지면 정신적인 면도 좋아집니다. 행복 호르몬인 세로토닌, 수면 호르몬인 멜라토닌 등도 80% 이상 장에서 만들어집니다. 인간은 맛있는 음식을 먹으면 행복해지고, 또 장의 기능이 좋아야 우울증, 불안증, 불면증에 시달리지 않습니다. 알고 보면 위와 장의 기능과 정신적인 영역은 매우 밀접한 관련이 있습니다. 만약 폭식하는 경향이 있다면 우울증과 연관이 있다고 보는데, 정신적으로 공허한 부분을 음식으로 채우려다 보니 폭식하는 것이지요.

오랜 불면증으로 고생한다면 유산균 생성물질로 장 기능을 회복하고, 혈액을 보충해주는 헴철을 같이 복용해보시기 바랍니다. 철분은 뇌에 필요한 정신 신경전달물질을 만드는 조효소로 작용하기도 하고, 혈액이 충분해야 뇌에 산소 공급을 잘하게 되어 숙면을 이루게 됩니다. 우울증, 불면증 등 여러 가지 정신적인 문제가 있는 분들도 먼저 장 기능을 개선하고, 부족한 혈액을 보충하는 게 급선무입니다.

정신적인 면뿐만 아니라 질병을 치료하기 위해 영양소 요법을 하려고 한다면 가장 먼저 장 기능을 돌보는 것이 필요합니다. 장을 통해 음식물 속의 영양소가 흡수되고, 장이 매우 나쁘다면 음식 속의 세균이나 이물질, 독소가 혈액 속으로 유입되므로 아무리 좋은 영양소를 투여한다고 한들 그 효능을 제대로 발휘할 수 없기 때문입니다. 경험 많은 약사님들은 만성병을 다스리기 위한 영양소 요법을 할 때 먼저 장을 정상화하는 포스트바이오틱스 액상 제제를 투여하는 분이 아주 많습니다. 위장은 인체의 가장 기본인 밭입니다. 밭이 옥토가 되어야 알곡이 맺히듯 위와 장의 건강은 온몸이 회복되기 시작하는 출발점이 될 것입니다.

사람을 만나면 그 사람에게서 받는 느낌이 제각각입니다. 송정숙 약사님은 맑은 샘물 같고, 열심히 그리고 꾸준히 노력하는 모습이 머릿속에 그려집니다. 지난 수년 동안 괄목할 만한 성장을 하셨고 그 결과물 중 하나가 이 책입니다.

이 책은 35년 약사 경험과 노하우, 최신 학술이 어우러져 일반인에게 도움이 되는 것은 물론이고, 건강전문가인 약사나 의사, 한의사가 읽기에도 부족함이 없습니다. 책 출간을 축하드리며, 건강에 관심이 많은 분들이 읽고 도움이 되기를 기원드립니다.

– 김홍진(약학박사, 팜스임상영양약학회 학회장)

생명을 유지하는데 호흡은 필수입니다. 호흡에는 폐의 외호흡과 세포에 산소를 받아들이는 내호흡이 있습니다. 내호흡을 통해 뇌세포, 간세포, 위장세포, 근육세포 등의 세포막으로 산소를 받아들이기 때문에 세포막이 건강해야 합니다. 이 책에는 진정한 내호흡을 가능하게 하는 세포막 교정 영양소에 대해 나옵니다.

현대인의 미병 상태와 만성적 질환들을 고순도, 고함량 천연물 추출 영양소 요법을 활용하여 병의 원인부터 고치고, 나 자신과 가족, 지인, 환자들의 건강을 도울 수 있는 유익한 참고도서의 출간을 진심으로 환영하며 축하드립니다.

- 정기숙(약사, 한국자연의학회 前 부회장, 現 자문위원, 한국한약제제학회 부회장)

바쁘게 살아가는 현대인은 스트레스와 환경오염에 노출되어 각종 염증과 통증에 시달리고 있다. 거의 모든 만성 질환들도 염증과 직·간접적으로 관계가 있다고 판명되고 있다.

이 책 《통증과 염증을 동시에 잡는 송 약사의 영양소 요법》은 현대인들이 어떻게 만성 염증과 통증을 다스려 각종 질환에서 자유로울 수 있는지 약학자와 영양학자로서의 시각으로 잘 접근하고 있다. 각종 질환으로 고통받고 있는 분들에게 한 줄기 빛이 되는 책이 되기를 희망한다.

- 변정석(약사, 부산시 약사회 회장, 대한약사회 부회장, 부산대학교 약학대학 겸임교수)

천직이란 것이 있습니다. 이 책의 저자는 약사를 천직으로 생각하고 생활하는 분인 듯싶습니다. 약물의 이해를 돕기 위해 블로그로 유튜브로 폭을 넓히시더니 이번에는 이 책으로 우리 곁에 다가왔습니다. 생로병사(生老病死)라는 게 있습니다. 이는 어찌 보면 우리의 선택 사항은 아닌 듯싶습니다. 단지 아프다는 병(病)은 그래도 여지가 있습니다. 아프다는 게 염증과 통증입니다. 염증과 통증을 잘 다루는 저자의 혜안이 담긴 이 책은 우리에게 선물입니다.

- 박정완(약사, 《약국에서 써본 약 이야기》 시리즈 저자)

몸에서 일어나는 일, 마음에서 일어나는 일은 다 이유가 있습니다. 어떻게든 살아보려고, 어떻게든 살려달라고 신호를 보내는 것입니다. 통증과 염증은 몸과 마음이 보내는 대표적인 신호입니다. 통증과 염증의 신호를 알아차리지 못하고 무조건 없애려고만 하는 현대인들이 점점 더 악순환의 늪에 빠지고 있습니다. 안타까운 환자들에 대한 애정 어린 송 약사님의 시선이 팜스임상영양약학회와 만나서 끊임없는 향학열로 피어났습니다. 송 약사님의 선한 에너지는 환자들에게 그리고 학회에서 공부하는 전국의 약사님들에게 햇살처럼 퍼지고 있습니다. 참 좋습니다. 많은 분이 이 책을 읽고 몸과 마음이 보내는 신호를 알아차리고 통증과 염증의 늪에서 벗어나 행복해지시길 진심으로 기원합니다.

– 이지향(약사, 유튜브 '이지향TV' 운영, '모악산의 아침' 블로그 운영, 방송인)

이 책은 물질의 전문가가 약사라는 것을 다시 한번 일깨워 준다. 이론을 실전 임상에 적용시킨 아주 실용적인 책이다. 특히 최근 건강관리에 있어 제일 중요한 염증과 통증에 대해 일목요연하게 정립했을 뿐만 아니라 새로운 해결책을 제시한 통찰력이 돋보인다. 평생 공부를 해야 하는 숙명을 가진 약사뿐 아니라 건강하고 행복하게 오래 살기를 원하는 일반인들에게도 일독을 권한다.

– 고기현(약사, 한풍제약 마케팅이사, 유튜브 '마케팅하는 약사, 꼬기약사' 운영자)

이 책의 저자인 송정숙 약사님은 부산에서 '실력파 약사'로 통하고 있습니다. 평소 늘 공부하고, 최신 학술 자료를 연구하는 모습이 후배 약사들에게 큰 귀감이 되는 분입니다. '살면서 약에 대해 궁금했던 부분'은 이 책에 다 나와 있는 듯합니다. 좋은 설명과 각자 생각할 수 있는 여운을 모두 가진 책이라는 생각이 듭니다. 특히 환경 독소에 관한 해박한 지식과 오랜 약사 경험이 인상적입니다. 일상에서 쉽게 접하던 라면, 영수증, 갑상샘 질환에 대해 몰랐던 부분을 명확히 알게 해준 고마운 책입니다.

– 정수철(약사, 〈부산약사회보〉 주간, 국제학 박사(Ph.D, 의약품지적재산권 전공)

"엄마의 마음처럼 상처를 싸매주는 감마리놀렌산. 마음이 편해지려면 장부터 고쳐라. 스트레스 역치가 낮으면 통증의 역치도 낮다." 자칫 어렵고 지루하기 쉬운 염증과 통증의 기전과 관련 질병, 해당 약물과 영양소 원리 등을 마치 옆에서 오늘 겪은 이야기를 해주듯 자신의 경험과 특유의 문체로 쉽고 재밌게 풀어내어 바쁘고 스트레스 많은 현대인의 통증 역치를 높여줄 책이다.

– 이향란(약사, 유튜브 '약사라니TV' 운영자,
부산시약사회 학술교육 미디어컨텐츠 위원장, 대한약사회 소통이사, 방송인)

이 책은 약사 사회에서 배우고 익히는데 남다른 열정을 가진 송 약사님의 특별한 상담 노하우가 가득하다. 읽는 즉시 활용할 수 있는 영양소 요법은 만성 염증과 통증으로 힘드신 분들에게 유용한 길잡이가 된다. 다양한 임상 사례와 자세한 설명이 인상적이다. 오랫동안 실력을 쌓아온 귀한 지식과 풍부한 경험이 듬뿍 담긴 이 책으로 좋은 영양소를 잘 활용해 건강과 장수의 기쁨을 누리길 기원한다.

– 정승규(약사,《인류에게 필요한 12가지 약 이야기》,

《25가지 질병으로 읽는 세계사》 저자, 유튜브 '약이 되는 이야기' 운영자)

통증과 염증을 동시에 잡는
송 약사의 영양소 요법

1판 1쇄 발행 2023년 7월 3일
1판 2쇄 발행 2023년 7월 12일

지은이 송정숙
펴낸이 이기준
펴낸곳 리더북스
출판등록 2004년 10월 15일(제2004-000132호)
주소 경기도 고양시 덕양구 무원로 6번길 12(행신동, 대흥프라자빌딩) 815호
전화 031)971-2691
팩스 031)971-2692
이메일 leaderbooks@hanmail.net

• 잘못된 책은 서점에서 바꿔드립니다.
• 책값은 뒤표지에 있습니다.

리더북스는 독자 여러분의 책에 관한 아이디어와 원고 투고를 설레는 마음으로 기다리고 있습니다.
책으로 엮기를 원하는 아이디어가 있으신 분은 이메일 leaderbooks@hanmail.net로 간단한 개요
와 취지, 연락처 등을 보내주세요.